Kohlhammer

Die Autoren

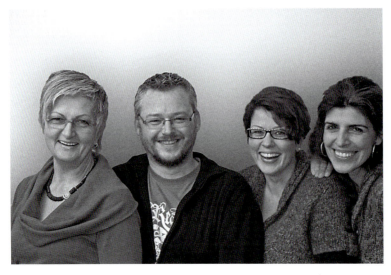

Christine Kaffer, Thomas Engels, Kerstin Gitschel, Ellen Janhsen-Podien (v. l. n. r.)

Gitschel, Kerstin: Studium Pflegewissenschaft M. A., Krankenschwester, Urotherapeutin und BeBo®-Trainerin. Tätig in der Kontinenzberatungsstelle, Wiener Pflege- und Betreuungsdienste GmbH, Fonds Soziales Wien, Wien

Kaffer, Christine: Ausbilderin und Leitung BeBo® Deutschland, Urotherapeutin, Fitnessfachwirtin. Tätig in eigener Praxis für Beckenbodentraining in Augsburg

Janhsen-Podien, Ellen: Urotherapeutin, Kontinenztrainerin, Kinderkrankenschwester. Fachliche Leitung der Weiterbildung zum/zur Urotherapeut/in in Bremen. Tätig in der Klinik für Kinder- und Jugendmedizin am Klinikum Links der Weser, Bremen

Engels, Thomas: Fachkrankenpfleger, Urotherapeut, Kontinenztrainer. Pflegerische Leitung der urologischen Poliklinik Universitätsklinik Bonn

Kerstin Gitschel
Christine Kaffer
Ellen Janhsen-Podien
Thomas Engels

Störungen der Harnausscheidung

Diagnostik und Therapie in der Pflege

Verlag W. Kohlhammer

Pharmakologische Daten verändern sich fortlaufend durch klinische Erfahrung, pharmakologische Forschung und Änderung von Produktionsverfahren. Verlag und Autor haben große Sorgfalt darauf gelegt, dass alle in diesem Buch gemachten Angaben dem derzeitigen Wissensstand entsprechen. Eine Gewährleistung können Verlag und Autor hierfür jedoch nicht übernehmen. Daher ist jeder Benutzer angehalten, die gemachten Angaben, insbesondere in Hinsicht auf Arzneimittelnamen, enthaltene Wirkstoffe, spezifische Anwendungsbereiche und Dosierungen anhand des Medikamentenbeipackzettels und der entsprechenden Fachinformationen zu überprüfen und in eigener Verantwortung im Bereich der Patientenversorgung zu handeln. Aufgrund der Auswahl häufig angewendeter Arzneimittel besteht kein Anspruch auf Vollständigkeit.

Dieses Werk einschließlich aller seiner Teile ist urheberrechtlich geschützt. Jede Verwendung außerhalb der engen Grenzen des Urheberrechts ist ohne Zustimmung des Verlags unzulässig und strafbar. Das gilt insbesondere für Vervielfältigungen, Übersetzungen, Mikroverfilmungen und für die Einspeicherung und Verarbeitung in elektronischen Systemen.

Die Wiedergabe von Warenbezeichnungen, Handelsnamen und sonstigen Kennzeichen in diesem Buch berechtigt nicht zu der Annahme, dass diese von jedermann frei benutzt werden dürfen. Vielmehr kann es sich auch dann um eingetragene Warenzeichen oder sonstige geschützte Kennzeichen handeln, wenn sie nicht eigens als solche gekennzeichnet sind.

1. Auflage 2013

Alle Rechte vorbehalten
© 2013 W. Kohlhammer GmbH Stuttgart
Umschlag: Gestaltungskonzept Peter Horlacher
Gesamtherstellung:
W. Kohlhammer Druckerei GmbH + Co. KG, Stuttgart
Printed in Germany
ISBN 978-3-17-021126-1

Inhalt

Geleitwort 9

Danksagung 11

Einleitung 13

1 **Anatomie und Physiologie** 17
 C. Kaffer und K. Gitschel

 1.1 Der Beckenboden 17

 1.2 Die Blase (Vesica urinaria) 22

 Literatur 27

2 **Harnauscheidungsstörungen** 28
 T. Engels

 2.1 Blasenentleerungsstörungen 29
  T. Engels

 2.2 Die überaktive Blase/»overactive bladder« 30
  T. Engels

 2.3 Harninkontinenz 32
  K. Gitschel

  2.3.1 Belastungsinkontinenz 33
   C. Kaffer und K. Gitschel

  2.3.2 Dranginkontinenz 34
   C. Kaffer

  2.3.3 Mischinkontinenz 35
   C. Kaffer

  2.3.4 Überlaufinkontinenz/Inkontinenz bei
   chronischer Harnretention 35
   C. Kaffer

  2.3.5 Reflexinkontinenz 36
   C. Kaffer

       2.3.6   Extraurethrale Inkontinenz   36
               C. Kaffer und T. Engels

2.4 Psychologische Bedeutung von
      Harnausscheidungsstörungen   36
      K. Gitschel

Literatur   37

3 Urologische Notfälle 39
T. Engels

3.1 Veränderung der Harnausscheidung   39
3.2 Infektionen   40
      3.2.1   Prostatitis   40
      3.2.2   Zystitis   44
      3.2.3   Epididymitis (Nebenhodenentzündung) . . .   46
      3.2.4   Pyelonephritis   48
      3.2.5   Urethritis   49
3.3 Abflussstörung der Harnwege   50
      3.3.1   Harnverhalt   50
      3.3.2   Restharn   51
3.4 Urolithiasis (Harnsteinerkrankung)   52
3.5 Unfälle mit Beteiligung des Urogenitalsystems . . .   57
      3.5.1   Hodentorsion   57
      3.5.2   Verletzungen der männlichen Harnröhre . .   58

Literatur   59

4 Urologische Diagnostik 60
T. Engels

4.1 Sonografie   60
4.2 Röntgendiagnostik   60
      4.2.1   Nativaufnahme des Harntrakts   61
      4.2.2   Ausscheidungsurogramm
               (AUG, IV-Pyelogramm)   61
      4.2.3   Antegrades Ureterogramm   62
      4.2.4   Retrogrades Ureteropyelogramm   62
      4.2.5   Zystogramm   62
      4.2.6   Miktionszystourethrogramm (MCU)   63
      4.2.7   Retrogrades Urethrogramm (RUG)   63
      4.2.8   Pouchogramm   63
      4.2.9   Computertomografie (CT)   63
      4.2.10 Magnetresonanztomografie (MRT)   64

4.3	Zystomanometrie/Urodynamik		64
	4.3.1	Geschichtlicher Rückblick der Urodynamik	65
	4.3.2	Durchführung der Urodynamik	67
	4.3.3	Die drei Phasen der Urodynamik	70
	4.3.4	Besonderheiten bei urodynamischen Messungen	72
4.4	Zystoskopie		73
4.5	Ureterorenoskopie (URS)		74
4.6	Uroflowmetrie		75
4.7	Uroflow mit EMG		76
4.8	Psychosomatische Aspekte		77

Literatur 78

Internet 78

5 Pflegerische Spezifika 79
E. Janhsen-Podien und K. Gitschel

5.1	Patientenedukation	79
5.2	Urotherapie	80
5.3	Information und Aufklärung	84
5.4	Beratung	88
5.5	Anleitung und Schulung	95
5.6	Pflegerische Betreuung	103

Literatur 105

6 Maßnahmen zur Kontinenzförderung 107

6.1	Lebensqualitätsfördernde Maßnahmen/ Lifestyle Faktoren	107
	K. Gitschel	
6.2	Hilfsmittel	109
	K. Gitschel	
	6.2.1 Verordnung von Hilfsmitteln	109
	6.2.2 Aufsaugende Hilfsmittel	110
	6.2.3 Ableitende Hilfsmittel	113
	6.2.4 Sonstige Hilfsmittel	116
6.3	Umgang mit Medikamenten	117
	E. Janhsen-Podien	

	6.4	Spezifische Maßnahmen zur Kontinenzförderung	128
		K. Gitschel und C. Kaffer	
		6.4.1 Das Beckenbodenkonzept	129
		6.4.2 Präventives Beckenbodentraining	130
		6.4.3 Inhalte des Beckenbodentrainings	133
		6.4.4 Der Beckenboden im Alltag	138
		6.4.5 Blasentraining bei einer Drangsymptomatik	146
		6.4.6 Toilettentraining	147
		6.4.7 Ziel des Beckenbodentrainings	148
	6.5	Physikalische Therapie	148
		T. Engels	
		6.5.1 Biofeedback	148
		6.5.2 Elektrostimulation	152
		6.5.3 Anwendungsgebiete von Biofeedback und Elektrostimulation	154
	Literatur		155
	Internet		157
Glossar			158
Stichwortverzeichnis			163

Geleitwort

Hinter dem Begriff »Störungen der Harnausscheidung« verbergen sich auf der Seite der davon betroffenen Menschen jeglichen Lebensalters immer Gefühle von Verlusten. Unabhängig davon, ob es sich um akute oder chronische Störungen handelt, ist mit ihnen ein Verlust an körperlicher Funktion und an Möglichkeiten, diese intimen Vorgänge angemessen selbstständig zu regeln, gebunden.

Inkontinenz, als häufig aus Scham verschwiegenes Symptom, führt zu Zweifeln an der eigenen Rolle und Identität. Dies hat gravierende Folgen auf die Lebensqualität.

Wenn wir uns mit Störungen der Harnausscheidung befassen, so setzt dies deshalb eine innere Haltung voraus, die sich durch Wissen um diese Verluste, Respekt vor der Intimsphäre der betroffenen Menschen, Empathie und echtem Interesse an positiver Veränderung der Situation auszeichnet.

Diese innere Haltung liegt diesem Buch zugrunde und wird durchgehend deutlich – nicht nur in Kapiteln, wo dies erwartet werden muss, wie zum Beispiel »Patientenedukation«. Sie findet sich ebenso in der Art und Weise der Beschreibung der Anatomie und Physiologie, denn auch hier liegt der Fokus darauf, zu verstehen, was geschieht, um daraus später zu begründen, was diagnostisch oder therapeutisch möglich und notwendig ist. Sie findet sich in den Beschreibungen zum Beckenbodentraining ebenso wie in den Ausführungen zur physikalischen Therapie.

Neben dieser inneren Haltung wird Wissen benötigt, das einerseits befähigt, diagnostische und therapeutische Maßnahmen anderer Berufsgruppen im therapeutischen Team zu verstehen und die Durchführung der Diagnostik teilweise zu übernehmen. Andererseits entwickeln sich eigenständige, (pflegerisch-)therapeutische Maßnahmen, die sich wiederum in das Gesamtbehandlungskonzept integrieren.

Neues Wissen entsteht unter anderem dadurch, dass es gelingt, wissenschaftliche Erkenntnisse und praktische Erfahrung zusammen zu bringen. Dass dies den Autorinnen und Autoren gelungen ist, zeigt sich sowohl in der Auswahl der Themen, aber vor allem in der Qualität und Art und Weise der Bearbeitung. In diesem Zusammenhang möchte ich besonders auf die Beschreibung der Durchführung der Urodynamik hinweisen, die in dieser Form echtes Neuland ist, aber auch die Fallbeispiele im fünften Kapitel und die Informationen zum »Beckenboden im Alltag« nennen.

Dieses Buch wurde von vier Autoren mit unterschiedlichen Erfahrungs- und Wissenshorizonten geschrieben, deren Gemeinsamkeit die Weiterbildung zur/zum »Urotherapeutin/en« ist. Sie teilen ihr Wissen miteinander und führen es zusammen. Daraus ist ein Buch entstanden, das sich auf verschiedene Art und Weise nutzen lässt: als Nachschlagewerk, aber auch zum durchgängigen Lesen einzelner Kapitel.

Weil in diesem Buch innere Haltung, entwickeltes Wissen und Praxiserfahrung ineinanderfließen, können die Themen den Lesern zugänglich gemacht und komplexe Zusammenhänge anschaulich und verständlich vorgestellt werden.

Ich wünsche den Autoren, dass dieses Buch den breiten Kreis an Leserinnen findet, den es verdient hat.

Bremen, September 2012

Doris Scholt
Lehrerin für Pflegeberufe, MScN Universität Cardiff
Kursleitung »Palliative Care«, »Breast Nurse«,
päd. Kursleitung »Urotherapeutin«

Danksagung

Die Autoren danken allen, die sie bei der Erstellung dieses Buches motiviert, unterstützt und beraten haben. Ein besonderes Dankeschön geht an:

Ivonne Rammoser, Chefredakteurin Health&Care Management, die uns das Projekt zugetraut hat.

Doris Scholt, innerbetriebliche Fortbildung am Klinikum links der Weser, Bremen und pädagogische Leitung für die Weiterbildung zum/zur Urotherapeut/in in Bremen für das Geleitwort.

Judith Krucker, Inhaberin der BeBo® Verlag und Training GmbH, in Zürich für die zur Verfügung gestellten Bilder aus den Büchern »Entdeckungsreise zur weiblichen Mitte«, »Die versteckte Kraft im Mann« und »BeBo®-Training belebt den Alltag«.

Ingo Podien für die künstlerische Gestaltung unseres Achtung-Symbols.

Ute Engels, Krankenschwester an der Universitätsklinik Bonn.

Priv.-Doz. Dr. rer. nat. Dipl. Min. Norbert Laube Deutsches Harnsteinzentrum Medizinisches Zentrum Bonn.

Dr. med. Andreas Meißner, University of Amsterdam, Department of Urology, Niederlanden.

Prof. Dr. Jürgen Pannek, Schweizer Paraplegiker-Zentrum Neuro-Urologie, Schweiz.

Einleitung

Die Urologie zeigt sich als ein breit gefächertes Fachgebiet mit operativen und konservativen Behandlungsmöglichkeiten zu Erkrankungen des Harntrakts und der Geschlechtsorgane. Für in der Urologie tätige Pflegefachkräfte erfordert dies ein spezifisches Wissen zu Ursachen, Diagnostik und Therapie. Aber auch in anderen Fachrichtungen, wie in der ambulanten und stationären Pflege, ist es wichtig, dass Pflegekräfte akute urologische Krankheitsbilder beziehungsweise Notfälle erkennen, um rechtzeitig reagieren und richtig handeln zu können. Ein weiteres großes Themengebiet in der Urologie ist die Harninkontinenz bei Erwachsenen. Die Therapie ist neben der Urologie auch in der Gynäkologie, Neurologie und Altenpflege zu verorten. Letztendlich werden Pflegefachkräfte verschiedener Institutionen in ihrem Alltag nahezu täglich mit dieser Problematik konfrontiert. Das vierköpfige Autorenteam möchte mit diesem Buch deshalb Pflegefachkräfte in der stationären wie auch ambulanten Pflege ansprechen. Das Buch eignet sich für Neueinsteiger in urologischen Tätigkeitsbereichen, für Pflegekräfte in der Altenpflege und auch für andere angrenzende Professionen wie der Physiotherapie oder dem Hebammenwesen.

Thomas Engels beschreibt im ersten Teil des Buches typische urologische Notfälle aufgeteilt in Symptome, Diagnostik und Therapie. Zu den ausgewählten Krankheitsbildern zählen mögliche Veränderungen der Harnausscheidung, Harnsteinerkrankungen und Abflussstörungen der Harnwege. Zudem beinhalten die Ausarbeitungen Infektionen und Unfälle unter Beteiligung des Urogenitaltrakts. Einen weiteren Großteil bildet die urologische Diagnostik, bei der typische Untersuchungen in der Urologie erklärt werden und aufgezeigt wird, was aus pflegerischer Sicht bei der Untersuchung zu beachten ist. Ausführlich wird die wohl häufigste Untersuchung in der Urologie, die Urodynamik beziehungsweise Zystomanometrie zur Identifikation von Ausscheidungsstörungen, beschrieben.

Den zweiten inhaltlichen Schwerpunkt des Buches bilden Ausscheidungsstörungen. Laut Angaben der Deutschen Kontinenzgesellschaft e. V. sind in Deutschland vier bis sechs Millionen Menschen von Inkontinenz betroffen. Im Hinblick auf den demografischen Wandel ist mit einem weiteren Anstieg dieser Zahlen zu rechnen. Harnausscheidungsstörungen beruhen auf Speicher- oder Entleerungsstörungen. Diese Tatsache erfordert auch einen reflektierten Umgang in der Versorgung und Therapie von Betroffenen. Thomas Engels und Christine

Kaffer unterscheiden auf Basis von Anatomie und Physiologie des Beckenbodens und der Blase nachvollziehbar die einzelnen Inkontinenzformen.

Mit Entwicklung des Expertenstandards zur Förderung der Harnkontinenz (DNQP 2007) wurde deutlich, welcher Stellenwert der Pflege bei der Kontinenzförderung zukommt. Während es vielen Betroffenen möglich ist, ihren Alltag weiter aufrecht zu erhalten, sind andere einem starken Leidensdruck ausgesetzt und ziehen sich aus dem gesellschaftlichen Leben immer mehr zurück. Menschen mit Harnausscheidungsstörungen begegnen Pflegefachkräften in ihrem beruflichen Alltag beinahe täglich. Sie sind oftmals erste Ansprechpartner für Betroffene und durch die Unterstützung bei der Körperpflege oder Ausscheidung dem Patienten so nahe, dass sie eine Inkontinenz bei einem Betroffenen am ehesten bemerken. Doch welche konservativen Maßnahmen umfasst die Therapie der Inkontinenz? Die Maßnahmen zur Kontinenzförderung aus pflegerischer Sicht sind sehr vielfältig und stehen nicht unbedingt im Widerspruch zu Zeit- und Personalmangel. Im Gegenteil, es wird ein besonderes Augenmerk darauf gerichtet, welche Maßnahmen sich in der Praxis leicht umsetzen lassen. Kerstin Gitschel zeigt auf, welche verhaltensändernden Maßnahmen die Kontinenzsituation positiv beeinflussen können und welche Hilfsmittel zur Versorgung bei Harninkontinenz hinzugezogen werden können. Gemeinsam mit Christine Kaffer werden Elemente zum Beckenbodentraining aus dem BeBo®-Konzept vorgestellt. Ausgewählt wurden einzelne Maßnahmen, die sich problemlos in den pflegerischen Alltag ohne großen zeitlichen Aufwand integrieren lassen. Ziel ist es, auf jeder Stufe der Prävention von Inkontinenz zu handeln. Eine häufige Anwendung im Bereich der physikalischen Therapie bei Harninkontinenz ist die Elektrostimulation und das Biofeedback. Thomas Engels erklärt, wofür diese Begrifflichkeiten stehen und wann deren Anwendung sinnvoll und erfolgsversprechend ist. Im Bereich der medikamentösen Therapie gibt Ellen Janhsen-Podien einen Überblick über Indikation, Wirkung, Nebenwirkungen und Wechselwirkungen von Medikamenten zur Behandlung von Blasenstörungen.

Die hier beschriebenen Maßnahmen zur Kontinenzförderung sollen den Pflegefachkräften mehr Handlungssicherheit geben und zur Anwendung ermutigen. Mit dem Ziel, die pflegerischen Spezifika im Zusammenhang von Ausscheidungsstörungen zu präzisieren und ein professionelles Vorgehen zu fördern, wurde von Ellen Janhsen-Podien und Kerstin Gitschel ein dritter Themenschwerpunkt erarbeitet. Im Rahmen der Kontinenzförderung müssen Pflegefachkräfte informieren, beraten, schulen und anleiten können. Auch gesetzlich sind diese Maßnahmen als pflegerische Aufgaben festgehalten. Oftmals fühlen sich Pflegekräfte aber überfordert, Patienten und deren Zugehörigen kompetent gegenüber zu treten. Die Urotherapie umfasst all diese Begrifflichkeiten. In diesem Kapitel stellen die Autorinnen die Inhalte der Urotherapie vor, definieren die einzelnen Tätigkeiten anhand der pflegewissenschaftlichen Literatur und leiten daraus zahlreiche Fallbeispiele ab, denen sie in der Praxis begegnet sind.

Das Interesse der Autoren war, ein Buch zu veröffentlichen, das neben dem Fachwissen zur Urologie vor allem die pflegerischen Spezifika transparent macht. Der theoretische Aufbau und Praxisbezug in Form von Fallbeispielen gibt Pflegekräften die Möglichkeit, vieles in ihrem Alltag umzusetzen. Die Auswahl bestimmter Erkrankungen, eine verständliche Ausdrucksweise und zahlreich ergänzende Abbildungen erleichtern dem Leser, die Inhalte besser aufzunehmen. Für einen ungehinderten Lesefluss wurde im gesamten Text die männliche Form gewählt. Jedoch sind gleichermaßen, männliche wie weibliche Personen angesprochen. Außerdem verwenden die Autoren den Begriff »Zugehörige« im Zusammenhang von Angehörigen. Dieser Begriff umfasst alle dem Patienten nahestehenden Personen, ohne dass ein verwandtschaftliches Verhältnis vorliegen muss.

1 Anatomie und Physiologie

C. Kaffer und K. Gitschel

1.1 Der Beckenboden

Das Becken (Pelvis) bildet einen knöchernen Rahmen. Äußerlich tastbar sind die Grenzpunkte Schambein (Os pubis), Steißbein (Os coccygis) und Kreuzbein (Os sacrum) sowie die beiden Sitzbeinhöcker (Tubera ischiadica). Der Beckenboden verschließt das knöcherne Becken nach unten hin beziehungsweise das Abdomen. Er besteht aus quer- und längsverlaufenden Schichten von quergestreifter Muskulatur, aus Bindegewebsplatten, die in zwei Ebenen, dem Diaphragma urogenitale und dem Diaphragma pelvis, eingeteilt werden und Faszien. Die Beckenbodenmuskulatur hat ihren Ursprung und Ansatz an den Beckenknochen und bildet somit ein fein abgestimmtes Geflecht.

Lage

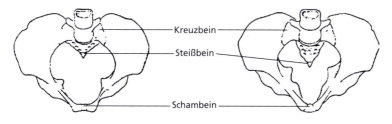

Abb. 1.1: Knöchernes Becken Frau und Mann (BeBo®)

Nicht nur die Form des Beckens unterscheidet sich zwischen Frau und Mann, sondern auch die Stabilität des Beckenbodens. Während das männliche Becken eng, hoch und schmal ist, ist das weibliche breit, niedrig und weit, da es auf Schwangerschaft und Geburt ausgerichtet ist. Der männliche Beckenboden ist durch zwei Körperöffnungen unterbrochen, Harnröhre (Urethra) und After (Anus), der weibliche hingegen durch eine zusätzliche große Öffnung, der Scheide (Vagina). Dies führt zu einer anatomisch bedingten Instabilität. Hinzu kommt, dass die Frau mit Beginn der Pubertät großen Hormonschwankungen ausgesetzt ist, was sich in der Schwangerschaft und Menopause weiter verstärkt. Die Hormonveränderungen beeinflussen den Spannungszustand des Gewe-

Geschlechtsspezifische Unterschiede

1 Anatomie und Physiologie

bes, es wird sensibler, weicher und weniger belastbar. Die größte Herausforderung an den Beckenboden der Frau stellen jedoch Schwangerschaft und Geburt. Sie führen zu kleinsten bis auch großen Verletzungen der Beckenbodenmuskulatur, was eine Beckenbodenschwäche hervorrufen kann. Aber auch hohe Alltagsbelastungen und operative Eingriffe im Bereich des Beckens können bei Mann und Frau gleichermaßen zu einer funktionellen Störung der Beckenbodenmuskulatur führen.

Aufbau der Beckenbodenmuskulatur

Die einzelnen Schichten der Beckenbodenmuskulatur nehmen vielfältige Funktionen ein. In den ▶ **Abbildungen 1.2** bis **1.5** ist das *Diaphragma urogenitale* skizziert. Es setzt sich aus der äußeren und mittleren Beckenbodenschicht zusammen. Neben den lateinischen Bezeichnungen der einzelnen Muskeln werden im Folgenden die Begrifflichkeiten aus dem BeBo®-Konzept verwendet.

Äußere Beckenbodenschicht

Die *äußere* Schicht umfasst den M. bulbocavernosus, M. ischiocavernosus und M. sphincter ani externus.

Bei der Frau bildet der M. bulbocavernosus, ein sogenanntes Muskelhaltekreuz, das zwischen dem Os pubis (Schambein) und dem Os coccygis (Steißbein) längs verläuft und sich wie eine Acht um After, Scheide und Harnröhre legt und den U-Muskel, der Urethra und Vagina u-förmig umschließt. Am Zentrum Tendineum (Damm) kreuzen sich die Fasern des M. bulbocavernosus. Seine weiteren Funktionen sind die Entleerung der Urethra, die Unterstützung beim Transport der Spermien und das Anschwellen bei sexueller Erregung.

Beim Mann ist dies der V-Muskel oder auch Harnröhrenschwellkörpermuskel. Er unterstützt die Erektion und fördert die Entleerung der Urethra bei der Miktion und Ejakulation.

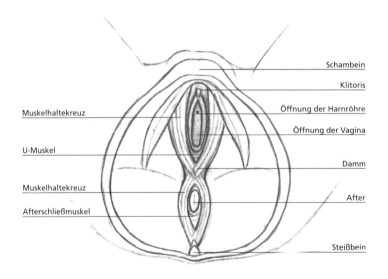

Abb. 1.2: Äußere Beckenbodenschicht der Frau (BeBo®)

Der M. ischiocavernosus, oder auch Sitzbeinschwellkörpermuskel genannt, bewirkt bei der Frau eine Erektion der Klitoris und die Tonussteigerung des Scheideneinganges während des Koitus. Beim Mann zieht er bei Anspannung den schlaffen Penis nach innen und den erigierten Penis Richtung Bauchnabel. Er unterstützt auch die Erektion.

Der M. sphincter ani externus erzeugt den äußeren Afterschließmuskel. Die Funktion ist beim Mann wie bei der Frau gleich. Unter ständiger Kontraktion verschließt er den Anus und entspannt nur während der Defäkation.

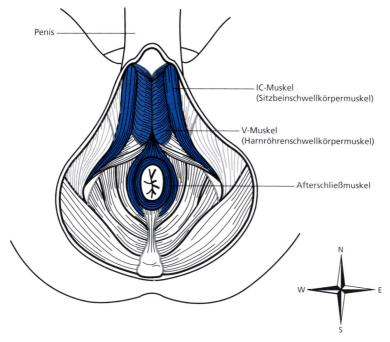

Abb. 1.3: Äußere Beckenbodenschicht des Mannes (BeBo®)

Die *mittlere* Schicht der Beckenbodenmuskulatur besteht aus zwei Muskeln, deren Funktion geschlechtsunabhängig ist. Der M. transversus perinei profundus, querverlaufende Muskelplatte beziehungsweise auch tiefer querer Dammmuskel genannt, hat die Aufgabe, reflektorisch gegen zu halten, die Levatorpforte (= der Ausschnitt des Levator ani) und Urethra zu verschließen sowie die Spannung des Zentrum Tendineums aufrecht zu halten. Der M. transversus perinei superficialis besteht aus querverlaufenden Muskelsträngen und wird auch als oberflächlicher querer Dammmuskel bezeichnet. Er hat eine fixierende Funktion im Bereich des Zentrum Tendineums (Damm) und spannt das Diaphragma urogenitale.

Mittlere Beckenbodenschicht

1 Anatomie und Physiologie

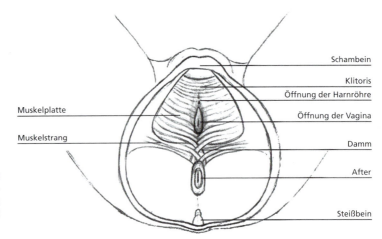

Abb. 1.4:
Mittlere Beckenbodenschicht der Frau (BeBo®)

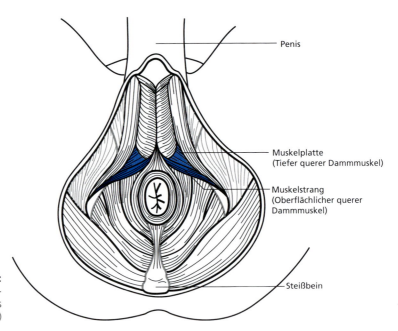

Abb. 1.5:
Mittlere Beckenbodenschicht des Mannes (BeBo®)

Innerste Beckenbodenschicht

Das *Diaphragma pelvis* bildet die *innerste* Schicht der Beckenbodenmuskulatur (▶ **Abb. 1.6** und **1.7**). Diese besteht aus dem inneren Hauptmuskel (M. levator ani) der hauptsächlich längs zwischen dem Schambein (Os pubis), den Schambeinästen (R. inferior ossis pubis), den Sitzbeinhöckern (Tuber ischiadicum) und dem Steißbeinmuskel (M. coccygeus) verläuft. Der innere Hauptmuskel (M. levator ani) stützt bei Mann und Frau die Becken- und Bauchorgane, sichert die Kontinenz und hat über die Synergisten eine Bewegungsfunktion. Dies sind jeweils der rechte und der linke Hüftlochmuskel (M. obturatorius internus) und birnenförmige Muskel (M. piriformis), die zum großen Rollbügel (Trochanter major) des Oberschenkels (Os femoris) führen und somit eine Verbindung zwischen dem Becken und den unteren Extremitäten herstellen (Seleger et al. 2007, S. 16 ff; Seleger et al. 2008, S. 15 ff).

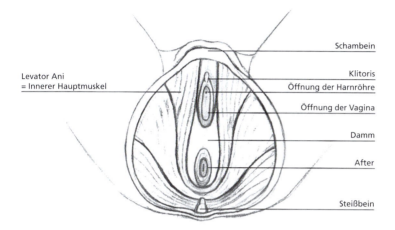

Abb. 1.6:
Innerste Beckenbodenschicht der Frau (BeBo®)

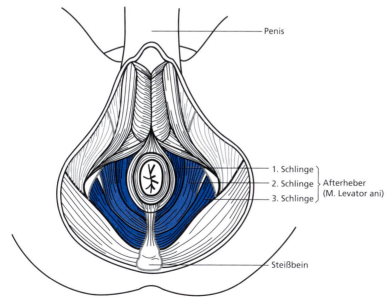

Abb. 1.7:
Innerste Beckenbodenschicht des Mannes (BeBo®)

1 Anatomie und Physiologie

1.2 Die Blase (Vesica urinaria)

Funktion
Die Blase ist ein soziales Organ – sie gibt uns das Bedürfnis auf das WC zu gehen, so sind wir sozial akzeptabel. Sie ist aber auch ein Gewöhnungsorgan (BeBo®-Konzept). Ein Gewöhnungsorgan bedeutet, dass die Blase daran gewöhnt werden kann, sich häufig mit einem Drang zu melden oder lernen kann, die Harnspeichermenge zu erhöhen.

Einfluss des Verhaltens
Dem geht voraus, dass die Blase aus Gewohnheit bei jeder Möglichkeit entleert wurde und sich somit langfristig die Speicherkapazität der Blase verringert hat. Deshalb sollte der WC-Gang nur auf Drang ausgeführt werden. Wissen über die Blase, ihre Speicherkapazität und die Häufigkeit der Entleerung führen zu einem gesunden Speicher- und Entleerungsverhalten.

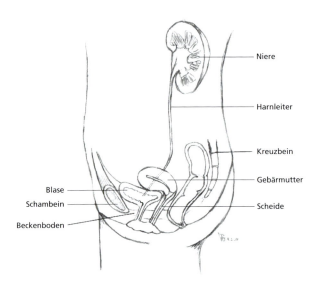

Abb. 1.8:
Querschnitt Frau
(BeBo®, T. Engels)

1.2 Die Blase (Vesica urinaria)

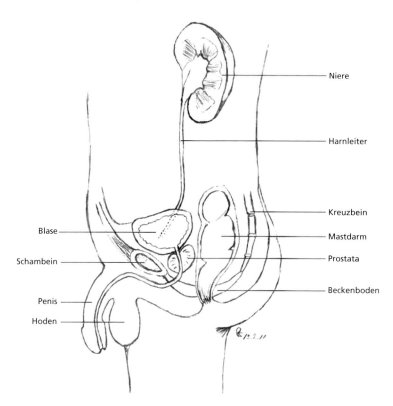

Abb. 1.9:
Querschnitt Mann
(BeBo®, T. Engels)

Die Harnblase der Frau liegt im Becken zwischen dem Schambein (Os pubis) und der Scheide (Vagina) und wird von der Beckenbodenmuskulatur aktiv und von den Bändern passiv fixiert. Das bedeutet, dass die Lage der Blase von diesen Strukturen abhängig ist. Die vordere Scheidenwand ist für die Lage ebenso wichtig. Die Kraft der Beckenbodenmuskulatur, die für uns trainierbar ist, kann eine Senkung, aber auch eine Hyperaktivität der Blase entscheidend beeinflussen.

Die männliche Blase befindet sich zwischen Schambein (Os pubis) und dem Enddarm (Rektum), deren Fixierungen gleich der Frau sind. Zwischen der Harnblase und dem Beckenboden befindet sich beim Mann die Prostata, durch die die Harnröhre des Mannes läuft. Ein kraftvoller, elastischer Beckenboden sorgt beim Mann für eine gute Durchblutung der Prostata.

1 Anatomie und Physiologie

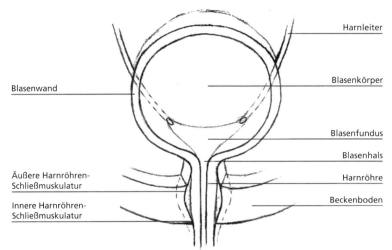

Abb. 1.10: Blase der Frau (BeBo®)

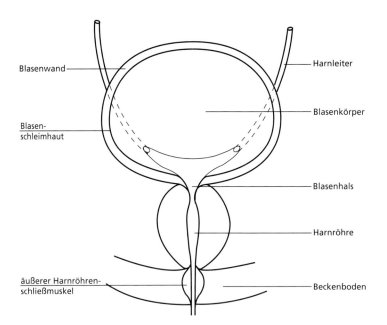

Abb. 1.11: Blase des Mannes (BeBo®)

Aufbau
Blasenkapazität und
Entleerungsfrequenz

Die Harnblase besteht aus Blasenkörper, Blasenboden und Blasenhals.
Der in der Niere stetig gebildete Harn gelangt über die beiden Ureter in die Blase. Der *Blasenkörper* (M. detrusor) ist der Speicher für den Harn. Er ändert seine Form und Lage je nach Füllungszustand. Die Blasenfüllung beim gesunden Erwachsenen beträgt 300 bis 400 ml bis er einen Harndrang verspürt, die Blasenkapazität umfasst bis zu 600 ml.

Bei einer Ausscheidung von 1,5 bis 2 l sind fünf bis sieben Miktionsfrequenzen am Tag normal (Versprille-Fischer 1997, S. 63).

Die Wand des Blasenkörpers besteht aus drei Schichten, die zusammengefasst den M. detrusor bilden: Von innen wird die Blase von einer Schleimhaut ausgekleidet, welche sich bei gefüllter Blase glättet und sich bei entleerter Blase in Falten legt. Die mittlere Schicht besteht aus einem Geflecht von glatten Muskelfasern, die zirkulär, längs und spiralförmig verlaufen und dadurch ein gitterartiges, kollagenes Gerüst bilden. So bleibt das Muskelgewebe elastisch und kann sich bei gleichbleibend intravesicalem Druck gleichmäßig ausdehnen. Bei der Miktion kontrahiert das Gewebe gleichmäßig und die Blase entleert sich dadurch restharnfrei. Nach außen hin ist die Blase von Bindegewebe umgeben.
Blasenkörper

Im Bereich des Blasenbodens befindet sich das *Trigonum vesicae*. In diese dreieckige Fläche münden die beiden Harnleiter (Ureter) in die Blase. Um einen Reflux des Urins in die Nieren zu verhindern, münden die Ureter schräg von hinten in die Blase, so dass sie bei zunehmender Detrusorkontraktion verschlossen werden. Im Trigonum vesicae befinden sich außerdem die sensorischen Rezeptoren (Dehnungsrezeptoren), die über das Rückenmark eine Meldung über den Dehnungszustand der Blasenwand ans Gehirn geben, der wiederum von der Gewöhnung (siehe oben) abhängig ist. Befindet sich die Blasenwand in einer entsprechenden Dünne beziehungsweise Dicke, so wird entweder ein hemmender Impuls oder ein Drangimpuls an die Blase zurückgesandt. Während der Eröffnungsphase öffnet das Trigonum vesicae den Blasenhals und bildet einen Trichter, um entleeren zu können.
Blasenboden

Den untersten Abschnitt der Blase bildet der *Blasenhals*. Er ist der am besten fixierte Teil der Blase und ändert seine Lage bei Füllung und Entleerung kaum. Der Blasenhals ist der Übergang der Blase (Vesica urinaria) in die Harnröhre (Urethra) bis hierhin reicht das Trigonum vesicae.
Blasenhals

Die Blase wird mit Bändern fixiert, die sie in Richtung Nabel und Schambein nach vorne und nach oben hin aufhängen. Für eine weitere Fixation der Blase und der *Harnröhre* (Urethra) sorgt auch aktiv der M. levator ani als Teil des Beckenbodens (siehe auch Lage der Blase). Nach hinten stützt der Damm (Zentrum Tendineum) die Urethra ab.

Der *Harnröhrenverschlussmuskel* (M. sphincter urethra) besteht aus einem inneren Schließmuskel (M. sphincter urethra internus), der nichtwillentlich (autonom) gesteuert ist und aus einem äußeren Schließmuskel (M. sphincter urethra externus), der willentlich (somatisch) gesteuert ist. Diese spannen permanent an und relaxieren nur bei der Miktion. Um eine Kontinenz zu gewährleisten, muss der Druck in der Urethra größer sein als der intravesicale Druck (Jost 2004, S. 34f). Die Blase (Vesica urinaria) ist ein Niederdruckbehälter, der Druck in ihr ist also immer gleich, unabhängig vom Füllvolumen. Der Druck in der Harnröhre (Urethra) wird gesichert durch ein Drittel glatten Sphincter, ein Drittel
Schließmuskelfunktion

1 Anatomie und Physiologie

quergestreiften Sphincter und einem Drittel Gewebetrophizität der Schleimhaut und Gefäße (vasculärer und hormoneller Faktor).

Innervation der Harnblase

Nervale Steuerung

Das Nervensystem ist ein übergeordnetes Schalt- und Kommunikationssystem, das der Koordination und Integration von Informationen dient. Die Regelkreise unterschiedlicher Innervationssysteme mit ihren spezifischen Rezeptoren und Neurotransmittern steuern die Blasenfunktion. Das *vegetative Nervensystem* arbeitet autonom und steuert alle Organfunktionen durch den Sympathikus (Wirbelsäule im Bereich Th 10–L2) und Parasympathikus (Wirbelsäule im Bereich S2–S4) unter anderem die Blase, das Rektum und die Geschlechtsorgane. Das *somatische Nervensystem* funktioniert willkürlich und wird durch den N. Pudendus innerviert (Wirbelsäule im Bereich S2–S4). Dies ermöglicht es uns, den WC-Gang so lange zu unterdrücken, bis wir die geeigneten äußeren Bedingungen finden (Jost 2004, S. 44). Der ▶ **Abbildung 1.12** ist Funktion von Sympathikus und Parasympathikus zu entnehmen.

Speicherphase		Entleerungsphase
Sympathikus	↔	Parasympathikus
Erschlafft	← Detrusor →	Kontrahiert
Kontrahiert	← Innerer Sphinkter →	Erschlafft

Abb. 1.12: Symphatikus – Parasymphatikus

Speicher- und Entleerungsvorgang

Die ▶ **Abbildung 1.13** stellt die vier Phasen des Miktionszyklus dar.

Speicherphase

Die Füllung der Blase wird von Dehnungsrezeptoren der Blase über sensible Nerven an das sakrale Miktionszentrum gemeldet und zum Miktionszentrum im Gehirn weitergeleitet. Letzteres macht den Harndrang bewusst und hemmt willkürlich die automatische Blasenentleerung.

Eröffnungsphase

Wenn das WC erreicht und die Blasenentleerung nicht mehr bewusst gehemmt wird, lässt der Parasympathikus den inneren Sphinkter erschlaffen, die Entleerung wird eingeleitet.

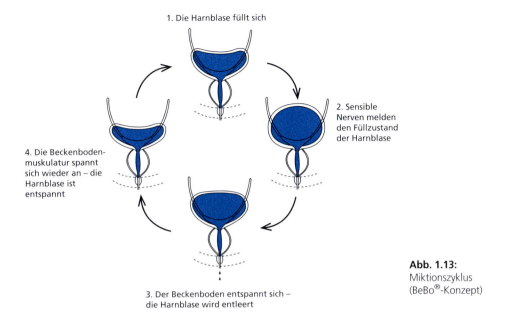

Abb. 1.13: Miktionszyklus (BeBo®-Konzept)

1. Die Harnblase füllt sich
2. Sensible Nerven melden den Füllzustand der Harnblase
3. Der Beckenboden entspannt sich – die Harnblase wird entleert
4. Die Beckenbodenmuskulatur spannt sich wieder an – die Harnblase ist entspannt

Entleerungsphase

Der *Parasympathicus* öffnet beziehungsweise erschlafft den inneren Sphinkter und kontrahiert gleichzeitig den M. detrusor (▶ **Abb. 1.12**). Den äußeren Schließmuskel können wir willkürlich öffnen und schließen, das heißt, die Harnentleerung unterbrechen. Der Harnstrahl entleert 20 bis 40 ml Harn pro Sekunde.

Verschlussphase

Der *Sympathikus* verschließt den inneren Schließmuskel und erschlafft den M. detrusor. Der Verschlussdruck ist normal größer als der Blasendruck, das heißt, wir bleiben kontinent, auch bei Belastungen (Seleger et al. 2008, S. 31).

Literatur

Jost, W. (Hrsg.) (2004): Neurologie des Beckenbodens. Neurourologie. Bremen: Uni-Med.
Seleger, M., Keller, Y. & Krucker, J. (2007): Entdeckungsreise zur weiblichen Mitte. 6. Aufl. Zürich: BeBo® Verlag.
Seleger, M., Krucker, J., Keller, Y. & Trinkler, F. (2008): Die versteckte Kraft im Mann. 2. Aufl. Zürich: Bebo® Verlag.
Versprille-Fischer, E. S. (1997): Inkontinenz und Beckenbodendysfunktion. Berlin, Wiesbaden: Ullstein Mosby.

2 Harnauscheidungsstörungen

T. Engels

Auslöser — Eine Störung der Harnausscheidung ist genau genommen eine Störung der Blasenfunktion, bei der es zu Behinderungen in der Harnspeicherung oder der Blasenentleerung kommen kann, wobei diese auch kombiniert auftreten können. Die Harninkontinenz ist ein Symptom dieser Störungen, auch wenn es häufig vorkommt, muss es nicht zwingend vorhanden sein. Ursächlich werden neurogene Blasenstörungen, funktionelle und mechanische Blasenstörungen unterschieden, wobei auch hier die Ursachen wegen der Vielzahl an zusätzlichen Erkrankungen nicht immer klar voneinander zu trennen sind.

Zusammenhang Darmstörungen — Da die Funktion und Kontrolle der Darmentleerung die der Blasenfunktion ähnlich sind, treten Störungen in diesen Bereichen häufig kombiniert auf. In der Anamneseerhebung bei Verdacht auf Harnausscheidungsstörung sollte deshalb auch grundsätzlich die Frage zur Darmkontrolle gestellt werden.

Blasenfunktion

Innervation — Der parasympathische Nervus pelvicus (S2–S4) stellt die motorische Innervation des M. detrusors. Die Miktion wird durch Freisetzung des parasympathischen Neurotransmitters Acetylcholin ausgelöst. Der sympathische Nervus hypogastricus (Th12–L2) sichert die Kontinenz: Bei Ausschüttung des sympathischen Neurotransmitters Noradrenalin erfolgt die Hemmung des M. detrusors über β-Rezeptoren und Tonisierung des Sphincter internus über α-Rezeptoren (Palmtag et al. 2007, S. 14ff).

Auslöser — Bei Blasenfunktionsstörungen können die Ursachen bei einer Fehlfunktion des M. detrusors, der Urethra oder des inneren oder äußeren (Beckenboden) Schließmuskels liegen. Unterschieden wird zwischen einer mechanischen (z. B. Abflussbehinderung), einer funktionellen (z. B. keine Entspannung bzw. erhöhte Aktivität der Muskulatur der Urethra) sowie einer neurologischen oder psychogenen Problematik (Hautmann 2010, S. 122ff).

2.1 Blasenentleerungsstörungen

T. Engels

Pathomechanismus der Blasenentleerungsstörung

Das Urogenitalsystem ist ein Niederdrucksystem, der M. detrusor gleicht bei Füllung mit Urin den hier entstehenden Druck durch gleichmäßige Dehnung aus und hält diesen relativ konstant, so dass der Druck dabei nicht höher als 15 cm Wassersäule steigt (Palmtag et al. 2007, S. 14ff). — Füllphase

Liegt eine Störung der Blasenfunktion vor, ist der Blasenmuskel (M. detrusor) in der Phase der Blasenfüllung zunächst durchaus in der Lage, dies durch Erhöhung des intravesicalen Druckes zu kompensieren. Kommt es regelmäßig, zum Beispiel durch Störfaktoren bei der Blasenentleerung, zu einer kontinuierlichen Druckerhöhung, führt das zu einer Detrusorinsuffizienz (Schwächung des Blasenmuskels), welche eine Erhöhung des Restharns bis hin zum Harnverhalt zur Folge haben kann. In endgültiger Konsequenz kann es bis zu einem Aufstau in die oberen Harnwege führen (Hautmann 2010, S. 122ff). — Funktionsstörung

Ursache

Die Ursachen einer Blasenentleerungsstörung sind vielfältig: Sie kommt als Komorbidität bei Multipler Sklerose vor, bei angeborener neurogener Störung der Blase (wie bei der Spina Bifida); sie tritt als Folge eines Deszensus (Blasensenkung) oder einer Vergrößerung der Prostata auf, bei Morbus Parkinson oder Diabetes mellitus, als Nebenwirkung einer medikamentösen Behandlung (▶ Kap. 6.3) oder zentralnervös durch Traumatisierung des Rückenmarks auf. Bei einer Verletzung des Rückenmarks durch einen Unfall ist die Art der Harnausscheidungsstörung immer abhängig von der Höhe des neurologischen Ausfalls. — Auslöser

Diagnose

Anamnese, Sonografie, Miktionsprotokolle, Uroflowmetrie mit sonografischer Restharnbestimmung und als wichtigster Parameter eine urodynamische Untersuchung mit Harnröhrendruckprofil (Hautmann 2010, S. 122ff). — Untersuchungen

Therapie

Die Therapie ist abhängig von der Ursache und Intensität der vorliegenden Störung. Das Ziel jeder Therapie ist es, das physiologische Niederdrucksystem der Blase zu erhalten oder so gut wie möglich wiederherzustellen. Dies ist möglich durch Gabe von Medikamenten, um die Detrusormuskulatur zu entspannen und den Blasenausgang zu — Therapiemethoden relaxieren oder operativ, indem der Harnröhrenverschluss wiederhergestellt, eine eventuelle Blasensenkung bei Frauen behoben wird oder durch Implantation eines Schrittmachers zur Reaktivierung der Detrusormuskulatur. Auch kann es nötig sein, die Blase durch intermittierenden Einmalkatheterismus in regelmäßigen Abständen zu entleeren.

2.2 Die überaktive Blase/ »overactive bladder«

T. Engels

Eine Sonderform nimmt die überaktive Blase ein, da deren Ursache noch nicht vollständig geklärt ist.

Vermehrter Harndrang

Symptome sind ein imperativer Harndrang mit oder ohne Inkontinenz. Die Drangsymptome können von einmal täglich bis halbstündlich auftreten, ohne dass eine Blasenentzündung vorliegt. Der Leidensdruck der Patienten ist sehr hoch. Viele sind sozial isoliert und gehen nicht mehr außer Haus. Die Problematik verstärkt sich mit zunehmendem Alter und betrifft mehr Frauen als Männer (Madersbacher 2009, S. 19ff).

Ursache

Auslöser

Die genaue Pathophysiologie ist noch nicht vollständig geklärt und es gibt wahrscheinlich mehrere Ursachen. Am ehesten wird davon ausgegangen, dass neben einer kleinkapazitären Blase eine überaktive Innervation vorliegt, die vom M. detrusor nicht richtig verarbeitet werden kann (Madersbacher 2009, S. 19ff).

Auch eine Schädigung der sogenannten GAG-Schicht (Glykosaminoglykan-Schicht) wird diskutiert. Diese schützt die sensible Blasenmuskulatur vor dem sonst schädlichen Einfluss des Urins. Ein Fehlen führt zu einer kontinuierlichen Reizung der neuralen Rezeptoren in der Blasenwand und hat einen ständigen Harndrang zur Folge.

Diagnose

Untersuchungen

Neben einer ausführlichen ärztlichen und pflegerischen Anamnese sind ein Miktionstagebuch über einen längeren Zeitraum (Empfehlung von 14 Tagen) und eine urodynamische Untersuchung Standard. Besteht hier eine auffällige Diskrepanz zwischen Tagebuch und der Urodynamik, muss die urodynamische Messung wiederholt werden und in das Füllmedium (1000 ml NaCl 0,9 %) zusätzlich 0,2 M Kaliumchlorid-Lösung zugefügt werden (Madersbacher 2009, S. 19ff). Hiermit erreicht man, bei fehlender GAG-Schicht die bestehenden Symptome wie übermäßiger Harndrang und Detrusorinstabilität zu rekapitulieren. Differenzialdiagnostisch ist zu beachten, dass der Übergang von einer überaktiven Blase zu einer interstitiellen Cystitis fließend sein kann. Bei der interstitiellen Cystitis gibt der Patient zusätzlich noch starke Schmerzen an (Madersbacher 2009, S. 19ff).

Therapie

Diese setzt sich aus verhaltenstherapeutischen, medikamentösen und minimal invasiven Maßnahmen zusammen.   *Behandlungsmethoden*

Verhaltenstherapie

Der Patient lernt bei Auftreten des Harndrangs diesen zu übergehen, seinen Beckenboden anzuspannen und erst bei Abklingen die Toilette aufzusuchen. Die Toilettengänge sollen hier mit zeitlich immer größer werdenden Abständen erfolgen (s. Blasentraining, ▶ Kap. 6.4.5).   *Blasentraining*

Medikamente

Hier werden in der Regel Anticholinergika eingesetzt, sie wirken entspannend auf die Blasenmuskulatur (▶ Kap. 6.3). Diese können oral, transdermal oder intravesical verabreicht werden. Weiterhin sollte beachtet werden, dass diese Medikamente Nebenwirkungen haben, die das zentrale Nervensystem beeinflussen können und den Patienten weitere Einschränkungen bringen. Eine gute Aufklärung und eine kontinuierliche ärztliche Kontrolle sind hier sehr wichtig. Es muss herausgefunden werden, welches Medikament und welche Applikationsform für den Patienten die Wirksamste ist bei gleichzeitig akzeptablen Nebenwirkungen.   *Anticholinergika*

Besteht nach einer urodynamischen Messung mit einer 0,2 M Kaliumchlorid-Lösung der Verdacht auf einen GAG-Defekt, profitiert der Patient oft von einer GAG-Ersatztherapie. Es gibt verschiedene Präparate, die in regelmäßigen Abständen mithilfe eines Einmalkatheters in die Blase appliziert werden, um die GAG-Schicht neu aufzubauen.   *GAG-Substitution*

Minimal Invasive Therapie

Wenn Verhaltenstherapie und Anticholinergika ohne Wirkung bleiben und ein Fehlen der GAG-Schicht ausgeschlossen werden kann, bleibt als Alternative noch die Injektion von Botulinumneurotoxin A (Botox®) in die Blasenwand. Mit dieser Therapie werden die neurogenen Rezeptoren in der Blasenwand stillgelegt und der M. detrusor zeitlich gelähmt. Dies kann dazu führen, dass der Patient in Folge seine Blase durch regel-   *Botox®-Therapie* mäßigen intermittierenden Einmalkatheterismus entleeren muss (Madersbacher 2009, S. 19ff).

2.3 Harninkontinenz

K. Gitschel

Prävalenz Geschätzt wird, dass es in Deutschland vier bis sechs Millionen Menschen gibt, die an Harninkontinenz leiden (Homepage Deutsche Kontinenzgesellschaft e. V. 2011). Es darf davon ausgegangen werden, dass die Dunkelziffer noch weitaus höher liegt, da es ein tabubesetztes Thema ist und die Angaben in den Untersuchungen nicht immer wahrheitsgemäß sind (Robert-Koch-Institut 2007, S. 13).

Einschränkungen wissenschaftlicher Untersuchungen Grundsätzlich mangelt es nicht an Studien zu dieser Thematik, sondern an deren Vergleichbarkeit, was auf ein fehlendes standardisiertes Vorgehen zurückzuführen ist. Die einzelnen Studien unterscheiden sich in ihrem empirischen Aufbau, in der Definition der Harninkontinenz, ebenso differieren das Alter und Geschlecht der Studienteilnehmer. Die Inkontinenzformen und -episoden, aber auch Aussagen zur Inkontinenzschwere und -dauer werden oftmals ignoriert, was aus medizinischer Sicht zu der Frage führt, ab welchem Schweregrad oder ab welcher Dauer eine Inkontinenz behandlungsbedürftig erscheint oder medizinisch relevant ist (Robert-Koch-Institut 2007, S. 13). Das subjektive Empfinden und die Einschränkung der Lebensqualität sind von Person zu Person unterschiedlich und müssen in den Studien zudem Beachtung finden.

Geschlechtsspezifische Unterschiede Neben diesen Unklarheiten und wissenschaftlichen Fragen lassen sich dennoch folgende Ergebnisse festhalten: Frauen sind häufiger als Männer von Inkontinenz betroffen. Primus (Primus et al. 2007, S. 16) spricht von einem 2:1-Verhältnis. Des Weiteren steigt die Inzidenz der Harninkontinenz mit wachsendem Lebensalter bei beiden Geschlechtern (Hampel 2005, S. 18).

Hampel führte 1997 eine Metaanalyse zu den weltweiten Prävalenzdaten der Harninkontinenz durch. Er identifizierte eine Inkontinenz von 14 bis 40,5 % bei Frauen und 4,6 bis 15 % bei Männern (Hampel 2005, S. 18). Diese Ergebnisse resultieren aus der mangelnden Übertragbarkeit der Daten auf Männer, zudem liegen weitaus mehr Studien über Frauen als über Männer vor (Robert-Koch-Institut 2007, S. 13).

Definition Inkontinenz

Zur Vereinheitlichung der Begrifflichkeiten wurde 2002 ein Komitee der International Continence Society (ICS) gegründet. Im Zuge dessen wurden Unterscheidungen definiert und begrifflich neu festgelegt.

Die vorherige Definition der Inkontinenz lautete: »Eine Krankheit, bei welcher der Urinabgang ein soziales und/oder hygienisches Problem darstellt. Der Urinabgang muss objektivierbar sein.« (Hampel 2005, S. 12). Die neue Definition der ICS wurde 2002 gefasst und sieht vor, dass Harninkontinenz »jeglicher unfreiwilliger Verlust von Harn« ist (»urinary incontinence is the complaint of any involuntary leakage of urine« (Abrams et al. 2003)).

Begriffsklärung

2.3.1 Belastungsinkontinenz

C. Kaffer und K. Gitschel

Die Belastungsinkontinenz wird durch eine muskuläre Schwäche des Beckenbodens verursacht. Unabhängig vom Harndrang kommt es bei intraabdomineller Druckerhöhung zu einem ungewollten Urinverlust. Urethra und Beckenboden können als Verschlussapparat dem Druckanstieg nicht standhalten (Abrams et al. 2003).

Definition

Die Ursachen der Belastungsinkontinenz sind vielfältig. *Schwangerschaft* und/oder *Geburt* stellen für Frauen ein erhöhtes Risiko für eine Beckenbodenschwäche dar. Neben Gewebsverletzungen kann unter anderem auch eine *Senkung* der Beckenorgane (Deszensus urogenitale) entstehen. Eine *Atrophie des Urogenitaltrakts* aufgrund des Östrogenmangels in der Postmenopause kann auch eine Belastungsinkontinenz begünstigen, ebenso eine konstitutionell bedingte Gewebe- und Muskelschwäche sowie eine körperliche Überbelastung im Alltag, die den intraabdominellen Druck erhöht. Eine weitere Ursache liegt in der *iatrogen* entstandenen Verletzung des Beckenbodens durch Operationen wie beispielsweise die Prostatektomie oder Hysterektomie. Nicht zu vergessen sind an dieser Stelle *Medikamente*, die einen unfreiwilligen Harnabgang begünstigen (vgl. ▶ Kap. 6.3; Perabo & Naumann 2009, S. 39f).

Auslöser

Die Belastungsinkontinenz als eine Form der Harninkontinenz tritt neben der Dranginkontinenz am häufigsten auf.

Es werden verschiedene Grade eingeteilt. Die in der ▶ Tabelle 2.1 links dargestellten Schweregrade sind in der Praxis weit verbreitet, die Deutsche Kontinenz Gesellschaft e.V. hat zudem weitere Differenzierungen vorgenommen.

Gradeinteilung

Tab. 2.1:
Differenzierung von Schweregraden bei Belastungsinkontinenz

Drei Stufen nach Ingelmann und Sundberg (1988) und STAMEY (zit. n. Jost 2004, S. 15)	Der vierstufige Pad-Test der Deutschen Kontinenzgesellschaft e. V. (Primus 2007, S. 15)
Grad I ist der Urinverlust beim Husten, Pressen, Niesen und schweren Heben	**Grad I** ist die sporadische Harninkontinenz < 10 ml/h
Grad II ist der Urinverlust beim Gehen, Bewegen und Aufstehen	**Grad II** ist die belastende Harninkontinenz 10–25 ml/h
Grad III ist der Urinverlust selbst in Ruhelage (Ingelmann-Sundberg 1988, zit. nach Jost 2004, S. 37f)	**Grad III** ist die schwere Harninkontinenz 25–50 ml/h
	Grad IV ist die absolute Harninkontinenz > 50 ml/h

Vorlagentest Die Arbeitsgruppe der Deutschen Kontinenz Gesellschaft e. V. weist darauf hin, dass diese Gradeinteilung in Zusammenhang mit dem Pad-Test beziehungsweise Vorlagentest durchgeführt wird, bei dem 75 % der Blasenkapazität mit Kochsalzlösung aufgefüllt werden und ein 20-minütiges Bewegungs-Testprogramm folgt. Dann wird die Vorlage abgewogen (Primus et al. 2007, S. 15).

2.3.2 Dranginkontinenz

C. Kaffer

Definition Die Dranginkontinenz bildet die zweithäufigste Inkontinenzform und wird durch eine überaktive Blase (Detrusorhyperaktivität) verursacht. Die betroffene Person verspürt häufig am Tag einen überfallsmäßigen, imperativen Harndrang, der oft als schmerzhaft empfunden wird. Die Blase signalisiert, dass eine Entleerung nicht verzögert werden kann, obwohl die Harnmenge noch gering ist. In vielen Fällen kommt es bei der betroffenen Person auf dem Weg zum WC zum unwillkürlichen Urinverlust (Perabo 2009, S. 20).

Formen Es werden verschiedene Formen der Dranginkontinenz unterschieden. Bei der *sensorischen Dranginkontinenz* liegt eine Störung der Wahrnehmung für das Blasenvolumen vor. Ursächlich können rezidivierende Cystiten, ein Deszensus urogenitale, eine Urolithiasis oder eine subvesicale Obstruktion der ableitenden Harnwege sein. Werden die efferenten Nervenimpulse zum M. detrusor enthemmt, entsteht eine vorzeitige, imperative Detrusorkontraktion. Dies ist die sogenannte *motorische Dranginkontinenz* (Hautmann 2010, S. 362ff).

2.3.3 Mischinkontinenz

C. Kaffer

Häufig liegen auch sogenannte *Mischformen* der Inkontinenz vor. Dabei kommt es zum unwillkürlichem Harnverlust, der sowohl bei imperativem Harndrang als auch bei körperlicher Anstrengung, beim Niesen oder Husten auftritt (Abrams et al. 2003). Den beiden Grafiken (▶ **Abb. 2.1**) ist zu entnehmen, welche Inkontinenzform in Abhängigkeit vom Geschlecht auftritt. — Definition

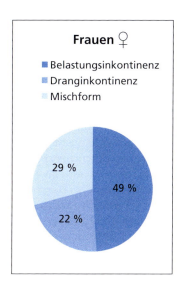
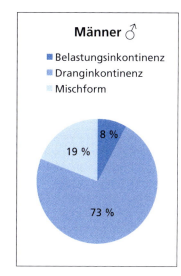

Abb. 2.1: Relative Subtypenverteilung der Harninkontinenz nach Hampel (in Anlehnung an Hampel 2005, S. 17)

2.3.4 Überlaufinkontinenz/Inkontinenz bei chronischer Harnretention

C. Kaffer

Diese Inkontinenzform entsteht durch einen Überlauf der Blase, da der intravesicale Druck der Urethra unter dem der Blase liegt. — Definition

Eine Überdehnung der Blase, beispielsweise durch eine benigne Prostatahyperplasie oder nach einer Geburt, kann einen Harnverhalt verursachen mit gleichzeitiger Überdehnung und Irritation der Dehnungsrezeptoren. — Auslöser

Irrtümlicherweise wird die Überlaufblase durch ihre Symptome oft mit einer Belastungsinkontinenz verwechselt, da sie nicht mit Schmerzen einhergeht. Eine vollständige Blasenentleerung kann nur über ableitende Hilfsmittel gewährleistet werden (Perabo 2009, S. 22). — Differenzialdiagnose

2.3.5 Reflexinkontinenz

C. Kaffer

Definition Bei der Reflexinkontinenz spürt der Betroffene durch eine Störung der nervalen oder zerebralen Strukturen im Rückenmark keinen Drang mehr, seine Blase zu entleeren.

Auslöser Ursächlich hierfür sind Erkrankungen wie Multiple Sklerose, Tumore, Querschnittslähmung und ein Apoplex. Zu einer Entleerung kommt es nur, wenn der Blasendruck den Verschlussdruck der Harnröhre übersteigt. Die Blasenentleerung erfolgt langfristig durch ableitende Hilfsmittel (Perabo & Naumann 2009, S. 42).

2.3.6 Extraurethrale Inkontinenz

C. Kaffer und T. Engels

Definition Ein kontinuierlicher Urinverlust unter Umgehung des normalen Harntraktes ist ein Zeichen für die extraurethrale Harninkontinenz.

Auslöser Es wird zwischen einer angeborenen oder erworbenen extraurethralen Inkontinenz unterschieden. Die angeborene Form lässt auf eine Fehlmündung des Harnleiters oder Fehlanlage der Harnröhre schließen. Als Ursache für die erworbene Form können, gehäuft bei Frauen, Fistelbildungen in Vagina oder Enddarm meist bedingt durch unter anderem Operationen, Geburtstraumata, Entzündungen und Bestrahlungen angesehen werden.

In beiden Fällen ist ein invasiver Eingriff als therapeutische Maßnahme erforderlich. Dies bedeutet einen operativen Verschluss beziehungsweise die Rückverlegung der Fehlbildung oder Fistel (Hautmann 2010, S. 122).

2.4 Psychologische Bedeutung von Harnausscheidungsstörungen

K. Gitschel

Umgang in der Gesellschaft Trotz aller Bemühungen, das Thema Inkontinenz gesellschaftsfähig zu machen, wie beispielsweise Werbung verschiedener Hersteller von Inkontinenzprodukten in TV und Zeitschriften, unterliegt das Thema weiterhin einem gesamtgesellschaftlichen Tabu. Aus gesellschaftlicher Perspektive wird sie als etwas betrachtet, was nicht behandelt werden kann oder zwangsläufig mit dem Alter einhergeht. Ferner wird Inkontinenz mit dem kindlichen Einnässen in Zusammenhang gebracht.

Den Betroffenen werden häufig ein unsauberer Körper und ein strenger Geruch unterstellt, was oftmals ein Ausgrenzen aus der Gesellschaft zur Folge hat. Teilweise versuchen Betroffene aber auch, ihr Problem zu ignorieren oder zu bagatellisieren. *Vorurteile*

Untersuchungen zeigen außerdem, dass es nicht nur den Betroffenen schwer fällt, über ihre Inkontinenz zu reden, sondern auch denen, die sie behandeln oder betreuen wie beispielsweise den Ärzten (Welz-Barth & Füsgen 2000). *Umgang Professioneller*

Dass die Inkontinenz eine Reihe psychosozialer Probleme mit sich bringt, konnte in verschiedenen Untersuchungen nachgewiesen werden. Aus Angst, peinlichen Momenten ausgeliefert zu sein, beschränken sich Betroffene auf ihr häusliches Umfeld und leben langfristig immer isolierter von ihrer Außenwelt. Jüngere Betroffene distanzieren sich von sportlichen Aktivitäten und Freizeitmöglichkeiten. Bei ihnen hat die Inkontinenz teilweise zur Folge, dass sie aus Scham vor dem Partner sexuelle Aktivitäten meiden. Auslöser sind Harnverluste während dem Geschlechtsverkehr oder auch die Angst vor unangenehmen Gerüchen (Palmer et al. 2003). *Psychosoziale Probleme*

Literatur

Abrams, P., Cardozo, L., Fall, M., Griffiths, D., Rosier, P., Ulmstein, U., Kerrebroeck, P. van, Victor, A & Wein, A. (2003): The standardisation of terminology in lower urinary tract function: report from the standardisation subcommittee of the international continence society. In: Urology. Vol. 61, 37–49.

Deutsche Kontinenzgesellschaft (2010): Harn- und Stuhlinkontinenz (Blasen- und Darmschwäche). http://www.kontinenz-gesellschaft.de/fileadmin/pdf/DKG_Harn_Stuhlkontinenz_1110.pdf, Zugriff am 01.04.2010.

Hampel, C. (2005): Epidemiologie und Ätiologie der Harninkontinenz. In: Schultz-Lampel, D. & Schultz, H. (Hrsg.). Harn- und Stuhlinkontinenz. Neue Konzepte zu Diagnostik und Therapie. München: Hans Marseille Verlag, S. 11.

Hautmann, R. (2010): Urologie. 4. Aufl. Heidelberg: Springer.

Madersbacher, S. (2009): Die überaktive Blase – von der Diagnose zur Therapie. In: Nordling, J. (Hrsg.). Neue Aspekte der Therapie chronischer Cystitiden: Die Indikation Überaktive Blase. Bramsche: Rasch Verlag, S. 19.

Palmer, M., Fogarty, L., Somerfield, M. & Powel, L. (2003): Incontinence after prostatectomy: Coping with incontinence after prostate cancer surgery. In: Oncology Nursing Forum. Vol. 30. No. 2, 229–238.

Palmtag, H., Goepel, M. & Heidler, H. (2007): Urodynamik. 2. Aufl. Heidelberg: Springer.

Perabo, F. (2009): Welche Formen der Inkontinenz gibt es? In: Perabo, F. & Müller, S. (Hrsg.): Inkontinenz. Fragen und Antworten. Köln: Deutscher Ärzte-Verlag, S. 19.

Perabo, F. & Müller, S. (Hrsg.) (2009): Inkontinenz. Fragen und Antworten. Köln: Deutscher Ärzte-Verlag.

Perabo, F. & Naumann, G. (2009): Wie entsteht eine Inkontinenz? In: Perabo, F. & Müller, S. (Hrsg.). Inkontinenz. Fragen und Antworten. Köln: Deutscher Ärzte-Verlag, S. 39.

Primus, G. Heidler, H., Klingler, C. & Lüftenegger, W. (Hrsg.) (2007): Belastungsinkontinenz bei Mann und Frau. Bremen: Uni-Med Science.

Robert-Koch-Institut (Hrsg.) (2007): Gesundheitsberichterstattung des Bundes. Heft 39. Harninkontinenz. Berlin: Robert-Koch-Institut.

Welz-Barth, A. & Füsgen, I. (2000): 1999 rerun of the 1996 german urinary incontinence survey: Will doctors ever ask? In: World Journal of Urology. Vol. 18, 436–438.

3 Urologische Notfälle

T. Engels

3.1 Veränderung der Harnausscheidung

In der Pflege ist die Beobachtung ein wichtiges Instrument, um eine Veränderung des Patienten (insbesondere bei geriatrischen und/oder dementiell Erkrankten) festzustellen. Gerade in der pflegerischen Versorgung von immobilen Patienten, die auf aufsaugende oder ableitende Hilfsmittel angewiesen sind, muss die Pflegekraft krankhafte Veränderungen in der Urinausscheidung zeitnah wahrnehmen und adäquat reagieren.

Die tägliche Urinproduktion ist abhängig von der Flüssigkeitszufuhr. Beim Erwachsenen liegt die Urinproduktion zwischen 1000 ml bis 1500 ml in 24 Stunden. Abweichungen hiervon zeigen ein Merkmal für krankhafte Veränderungen auf. Abweichungen der normalen Harnmenge (Hautmann 2010, S. 28):

Warnsignale

Bedeutung der Harnmenge

- Anurie: weniger als 100 ml/24 Stunden
- Oligurie: weniger als 500 ml/24 Stunden
- Polyurie: mehr als 4000 ml/24 Stunden

Die Farbe von frischem Urin erstreckt sich von klar über hellgelb bis hin zu dunkelgelb. Durch Medikamente und Lebensmittel bedingt, kann sie beeinflusst werden. Zum Beispiel können verschiedene Nahrungsergänzungsmittel den Urin in verstärktes hellgelb färben, rote Beete gibt dem Urin wiederum eine rötliche Färbung.

Eines der besonderen Merkmale von Veränderungen der Harnausscheidung kann mit der Veränderung des Geruchs einhergehen. Nicht zuletzt wird dieser durch Spargel und verschiedene Vitamin-B-Präparate sowie Antibiotika beeinflusst.

Folgende Verfärbungen des Harns weisen auf eine Erkrankung hin (Hautmann 2010, S. 33):

Bedeutung der Harnfarbe

- Trüb, flockig, übelriechend, zum Beispiel Eiter, Fibrin, typisch bei Infektionen des Urogenitalsystems
- Braun verfärbt, auch als »bierbraun«, schaumiger Urin bezeichnet, entsteht durch einen Ikterus mit erhöhtem Bilirubinanteil

- Schaumiger Urin, während eine leichte Schaumbildung normal ist, ist der Schaum durch einen bakteriellen Infekt oder eine erhöhte Eiweißausscheidung oftmals vermehrt
- Roter Urin, hier liegt eine Makrohämaturie (Blut im Urin) vor. Dies erfordert eine umgehende urologische Abklärung. Ursächlich hierfür kann zum Beispiel eine Zystitis, eine Tumorerkrankung oder Steinbildung (Urolithiasis) sein. Man unterscheidet die schmerzhafte von der schmerzlosen Form
- Kristalline Substanzen im Urin: vermehrte Harnsteinbildung (Urolithiasis) meist aber nur mikroskopisch nachweisbar

> Wichtig ist, dass alle Veränderungen der normalen Harnausscheidung immer urologisch abgeklärt werden müssen! Achten Sie auf Menge, Geruch und Aussehen des Urins. Werden Sie aufmerksam, wenn Ihnen eine Veränderung auffällt!

3.2 Infektionen

Harnwegsinfektionen Infektionen der ableitenden Harnwege gelten immer als urologischer Notfall und bedürfen einer raschen Abklärung. Bei den beschriebenen Krankheitsbildern handelt es sich immer um den akuten, erstmalig auftretenden Infekt, der ein rasches Erkennen und Handeln von der Pflegekraft erfordert.

3.2.1 Prostatitis

Eine Entzündung der Prostata kann akut oder chronisch verlaufen. Meist wird eine Prostatitis im chronischen Verlauf dann diagnostiziert, wenn der Patient mit einem immer wieder auftretenden Beckenschmerzsyndrom zum Facharzt kommt.

Die Kriterien zur Diagnostik und Therapie der Prostatitis sind auf Grundlage vom National Institutes of Health (NIH) in vier Kategorien unterteilt (Ludwig & Weidner 2000, S. 371ff).

Kategorie 1: Akute bakterielle Prostatitis

Symptome Der Patient kommt mit einem schweren Krankheitsgefühl, Fieber und Schüttelfrost in die Praxis. Weitere Symptome können sich unter anderem durch eine Dysurie, Defäkationsschmerzen und eventuell leicht blutig tingiertem Ausfluss aus der Harnröhre äußern.

Differenzialdiagnose Das bakterielle Ergebnis einer Urinuntersuchung entspricht dem einer akuten Zystitis.

Ursache

Ursächlich hierfür können komplizierte Harnwegsinfektionen und Urinabflussbehinderungen im unteren Harntrakt sein. Aber auch Manipulationen an der Harnröhre im Rahmen einer instrumentellen urologischen Untersuchung, zum Beispiel bei der Zystoskopie oder nach Katheterismus, sind Auslöser, weshalb hier eine strenge Indikationsstellung wichtig ist (Hautmann 2010, S. 163ff).

> Pflegeprobleme sind *keine* Indikation zur Einlage eines transurethralen Katheters!

Bei der Prostatitis kann es zu Komorbiditäten wie einer Epididymitis (▶ Kap. 3.2.3), einem Prostataabszess oder zu einer Urosepsis kommen, aber auch zu Komplikationen wie einem akuten Harnverhalt.

Diagnostik

Bei der äußerst behutsamen rektalen Tastung werden eine Vergrößerung, ein starker Druckschmerz und eine Aufweichung der Drüse festgestellt. Bei Verdacht eines Abszesses muss eine transrektale Sonografie gegebenenfalls mit Punktion und Drainage durchgeführt werden. Der Urinbefund ist auffällig mit positiver Leukozyturie und Bakteriennachweis.

Therapie

Die Therapie wird stationär mit einer intravenösen antibiotischen Behandlung eingeleitet und nach Entlassung mit einer antibiotischen Therapie für vier bis zwölf Wochen oral weitergeführt, um einen Übergang in eine chronische Prostatitis zu verhindern. Besteht Restharnbildung oder gar ein akuter Harnverhalt, ist die Anlage eines suprapubischen Fistelkatheters unumgänglich (siehe auch ▶ Kap. 6.2.3), um den unteren Harntrakt zu entlasten. Bei einem abgekapselten Abszess muss dieser chirurgisch saniert werden (siehe oben).

Maßnahmen

Kategorie 2: Chronisch bakterielle Prostatitis

Der Infekt besteht chronisch (über drei Monate mit immer wiederkehrender Keimbesiedelung), die Patienten haben einen geringen Leidensdruck. Prostatabeschwerden müssen nicht zwingend vorliegen. Charakteristisch für die chronische Prostatitis sind rezidivierende Miktionsbeschwerden als Zeichen einer chronischen Zystitis einhergehend mit einer erektilen Dysfunktion.

Symptome

Ursache

Ursächlich hierfür sind rezidivierende Harnwegsinfekte, infizierte Prostataverkalkungen sowie ein alkalisches Prostatasekret (Hautmann 2010, S. 166ff).

Diagnose

Die Diagnosestellung erfolgt wie bei Kategorie 1. Zur Festigung der Diagnose wird die sogenannte Vier-Gläser-Probe durchgeführt, die der Lokalisation des Infektherdes dient.

Differenzialdiagnose — Es kann differenziert werden, ob es sich um eine chronische Urethritis oder bakterielle Prostatitis handelt.

Vier-Gläser-Probe Vorgehen:

- Um eine Kontamination des Urins/Sekrets mit Erregern, die sich auf der Penisoberfläche befinden, auszuschließen, muss vor Urinabgabe eine gründliche Intimpflege durchgeführt werden.
- Gewinnung des Erststrahlurins (10 ml bis 20 ml).
- Gewinnung des Mittelstrahlurins, dabei wird der erste Strahl in die Toilette abgelassen und der nachkommende Urin (10 ml bis 20 ml) in ein steriles Gefäß aufgefangen.
- Mittels einer durch den Arzt oder Pflegefachkraft durchgeführten rektalen Prostatamassage wird Exprimat (Prostatasekret, das während der Prostatamassage aus der Harnröhre tropft) gewonnen.
- Gewinnung des Exprimaturins durch Abgabe weniger ml Urin nach der Prostatamassage.

Die Diagnose Prostatitis liegt vor, wenn im Exprimat Leukozyten nachgewiesen werden und Bakterien auf einer Kultur angezüchtet werden können. Ist in der ersten Urinportion die Leukozytenzahl am höchsten, deutet dies auf eine Urethritis hin (Hautmann 2010, S. 48).

Therapie

Maßnahme Das Ziel der Therapie ist die Ausheilung der chronischen Infektion mittels einer antibiotischen Langzeittherapie in Abhängigkeit des Erregers.

Kategorie 3: Chronische Prostatitis, Chronisches Beckenschmerzsyndrom (CPPS)

Die Betroffenen leiden über Monate unter periodisch auftretenden, chronischen Schmerzen im Anorektal-, Genitalbereich beziehungsweise unspezifisch im gesamten Beckenbereich. Sie haben anamnestisch Miktionsbeschwerden ohne Nachweis einer bakteriellen Entzündung.

Symptome

Ursachen

Die Ursachen können vielfältig sein: vorausgegangene Infektionen, eine Zystitis oder dyskoordinierte Miktion sowie eine interstitielle Zystitis.

Diagnose

Die Diagnose resultiert aus der Klinik des Patienten und ist mit einem speziellen Fragebogen (National Institute of Health-Chronic Prostatitis Symptom-Index (NIH-CPSI)) zu beurteilen (Ludwig & Weidner 2000, S. 371ff). Die Vier-Gläser-Probe gibt hier Aufschluss über eine entzündliche oder nicht-entzündliche Form. Bei Miktionsbeschwerden sind eine Uroflowmetrie mit Beckenboden-EMG und gegebenenfalls eine Urodynamik aufschlussreich.

Fragebogen

Therapie

Die Therapie richtet sich nach den Symptomen sowie den diagnostischen Befunden. Wenn eine dyskoordinierte Miktion vorliegt, können ein Biofeedbacktraining unter physiotherapeutischer Mitbehandlung sowie Wärmebehandlungen hilfreich sein.

Maßnahmen

Kategorie 4: Asymptomatische Prostatitis
(Berges et al. 2010, S. 8ff; Ludwig & Weidner 2000, S. 371ff)

Dies ist ein histologischer Zufallsbefund bei der Abklärung eines Verdachts auf ein Prostatakarzinom.

Prostatitis als Zufallsbefund

Ursache

Die Ursachen können vielfältig sein: vorausgegangene Infektionen, eine Zystitis oder eine dyskoordinierte Miktion sowie eine interstitielle Zystitis.

Therapie

Eine Therapie ist hier nicht indiziert.

3.2.2 Zystitis

Epidemiologie der Zystitis

Bei der Zystitis liegt eine Entzündung der Harnblase vor. Diese kann durch diverse Ursachen ausgelöst werden. 95 % der Patienten, die mit akuten und rezidivierenden Harnwegsinfektionen in die urologische Praxis kommen, sind Frauen. Ursächlich hierfür ist meist ein aufsteigender bakterieller Infekt (Hautmann 2010, S. 146ff). In der Vergangenheit ging man allein davon aus, dass die Hauptursache einer Zystitis bei Frauen in der anatomisch kürzeren Harnröhre liegt. Heute weiß man, dass hormonelle und genetische Faktoren eine wichtige Rolle spielen (Hautmann 2010, S. 144ff).

Ursachen

Auslöser

Bei sexuell aktiven Frauen ist oft eine bakterielle Besiedelung der Vagina oder eine hormonelle Umstellung in den Wechseljahren der Grund. Sowohl hygienische Faktoren als auch Blasenentleerungsstörungen sind für eine aszendierende Infektion ausschlaggebend.

Männer sind meist erst im fortgeschrittenen Alter durch eine Vergrößerung der Prostata betroffen. Aber auch im Kindesalter können angeborene Veränderungen, wie zum Beispiel eine Harnröhrenstriktur, eine Meatusenge oder eine ausgeprägte Phimose zu komplizierten Harnwegsinfektionen führen, die umgehend abgeklärt und behandelt werden müssen.

Im klinischen Bereich sind medizinisch notwendige Untersuchungen oft Grund für eine akute Zystitis, zum Beispiel durch einen Katheterismus oder vorausgegangene Zystoskopien. Unnötige Manipulationen sind daher unbedingt zu vermeiden.

Klinik

Symptome
- Brennen beim Wasserlassen/Dysurie
- Häufige Toilettengänge/Pollakisurie
- Blasenkrämpfe/Blasentenesmen
- Abdominelle Beschwerden/Unterbauchschmerzen
- Mikro- oder Makrohämaturie

Diagnostik

- Ausführliche Anamnese
- Klinische Untersuchung
- Urinuntersuchung aus Mittelstrahl mit einem Teststreifen und Sediment zum Nachweis von Leukozyten, Erythrozyten und Nitrit (siehe auch ▶ Kapitel 3.1)
- Urinkultur aus Mittelstrahlurin zur Erreger- und Resistenzbestimmung (Bakterien, Pilze)

> Eine Urinkultur muss immer vor der ersten Antibiotikagabe angelegt werden, da ansonsten kein Nachweis auf Bakterien möglich ist!

Therapie

Die aktuell gültigen Leitlinien empfehlen eine kurzdauernde antibiotische Therapie über drei Tage (Arbeitsgemeinschaft der Wissenschaftlichen Medizinischen Fachgesellschaften e. V., AWMF-Leitlinie 2010).

Leitlinie der Therapie

Bei einem unkomplizierten Harnweginfekt ist es meist ausreichend, die Flüssigkeitszufuhr auf bis zu drei Liter zu steigern. Alternativ zu einer antibiotischen Therapie bei unkomplizierten Harnwegsinfekten ist der Hinweis, dass Betroffene zum Beispiel Cranberry in Form von Saft oder Kapseln über einen längeren Zeitraum zu sich nehmen sollen. Cranberry wirkt allerdings eher vorbeugend, was eine anfänglich antibiotische Therapie nicht ausschließt. Die Wirksamkeit von Cranberry ist belegt (Mathers et al. 2009, S. 1203ff). Auch das Ansäuern des Urins ist sowohl durch Medikamente mit dem Wirkstoff L-Methionin (zum Beispiel Acimol®) als auch durch eine entsprechende Ernährung möglich und kann somit Harnwegsinfektionen vorbeugen. Wissenschaftlich ist dies aber noch umstritten.

Praxis

Die akute Zystitis ist der am häufigsten vorkommende Notfall in der urologischen Praxis. Wichtig ist die richtige Gewinnung von Mittelstrahlurin, da die Harnröhre physiologisch mit Bakterien behaftet ist, die durch den ersten Harnstrahl herausgespült werden. Der männliche Patient wird zur Intimpflege angeleitet. Das Präputium/Vorhaut, sofern vorhanden, muss zurückgezogen sein. Frauen werden zur Desinfektion des äußeren und inneren Genitals angeleitet.

Diagnostik

Die ersten 10 ml bis 20 ml Urin müssen in der Toilette verworfen werden, dann wird der mittlere Strahl in einem sterilen Gefäß aufgefangen, dabei sind wenige ml ausreichend. Es sollte nicht der erste Morgenurin sein, da dieser durch den langen Verbleib in der Blase mit Bakterien behaftet sein kann.

Harngewinnung

Bei Patienten mit einer ableitenden Versorgung, wie Dauerkatheter, Bauchdeckenkatheter oder Urinalkondom, ist eine Urinkontrolle direkt nach dem Wechsel am sinnvollsten. Sollte dies nicht durchführbar sein, besitzen geschlossene Systeme eine Entnahmestelle, worüber sich mithilfe einer sterilen Spritze direkt in Katheternähe Urin gewinnen lässt. Der Harnbeutel sollte grundsätzlich nicht vom Katheter diskonnektiert werden! Bei Urinalkondomen ist eine entsprechende Intimhygiene vor der Uringewinnung selbstverständlich. Patienten mit Bauchdeckenkatheter haben in den meisten Fällen eine chronische unkompliziert verlaufende Zystitis, die mit entsprechenden Verhaltensmaßnahmen kontrollierbar bleibt und keiner weiteren Behandlung bedarf.

> Ist es nicht möglich, den Urin innerhalb der ersten Stunde zu verarbeiten, muss dieser so lange kühl gelagert werden, da der Befund durch schnelles Bakterienwachstum verfälscht werden könnte.

Weitere Formen der Zystitis in Kurzfassung

Weitere Formen — Die wiederkehrende unkomplizierte Zystitis der Frau liegt vor, wenn mindestens viermal pro Jahr eine Harnwegsinfektion auftritt. Die Risikofaktoren sind oft verhaltensbedingt (falsche oder übermäßige Hygiene, Sexualpraktiken, Verhütung etc.)

Die hormonell bedingte Zystitis der Frau wird durch das Absinken des Östrogenspiegels in der Menopause verursacht. Dadurch verändert sich das Wachstumsverhalten der Laktobazillen, die für den pH-Wert in der Vagina zuständig sind. Es entsteht eine vermehrte Besiedelung mit Enterobakterien, was zu vermehrten rezidivierenden Harnwegsinfekten führt.

Die radiogene Zystitis tritt als Folge von Bestrahlung im kleinen Becken auf. Die Therapie ist gleich mit der der akuten Zystitis.

Interstitielle Zystitis (IC)

Definition — Die interstitielle Zystitis stellt ein chronisches, durch viele Faktoren beeinflusstes, Krankheitsbild dar, welches durch einen brennenden Blasenfüllungsschmerz, einer Drangsymptomatik und vermehrtes nächtliches Wasserlassen gekennzeichnet ist (Loch & Stein 2004, S. 1135–1146).

Bedeutung für Betroffene — Die IC ist schwer zu diagnostizieren. Die Patienten haben einen oft jahrelangen Leidensweg hinter sich und sind in ihrer Lebensqualität massiv eingeschränkt. Bisher bekannte Therapien (EMDA Therapie, ▶ **Kapitel 6.5.2**) führen oft nur zu kurzfristigen Verbesserungen der Symptome. Hier ist eine intensive Betreuung durch speziell geschultes Personal sehr wichtig, da es als Komorbidität oft zu starken Depressionen bis hin zu suizidalen Tendenzen kommen kann (Schmelz et al. 2010, S. 8ff; Loch & Stein 2004, S. 1135ff).

3.2.3 Epididymitis (Nebenhodenentzündung)

Definition — Bei einer Epididymitis handelt es sich um eine akute oder chronische Entzündung des Nebenhodens. Die Ursachen können unterschiedlicher Genese sein. Chronisch ist die Epididymitis, wenn der Krankheitsverlauf länger als sechs Wochen andauert.

Ursachen

Unterschieden wird:

Bakterielle Epididymitis: Auslöser hierfür sind vorausgegangene Harnwegsinfekte mit den unterschiedlichsten bakteriellen Erregerstämmen. Bei Männern bis zum 35. Lebensjahr sind Chlamydieninfektionen hauptursächlich.

Nichtbakterielle infektiöse Epididymitis: Infektion mit Pilzen, Viren oder Parasiten.

Nichtinfektiöse Epididymitis: Traumatisch, idiopathisch oder durch eine autoimmune Reaktion bedingt.

Verschiedene Formen

Klinik

- Hodenschmerzen: druckschmerzhafter Nebenhoden
- Fieber bei länger fortgeschrittener Entzündung
- Schwellung und Rötung des Skrotums
- Abnehmender Schmerz bei Anhebung des Hodens ist typisch für die Nebenhodenentzündung

Komplikationen können eine Abszessbildung oder Urosepsis sein.

Komplikationen

Diagnostik

- Urinstatus und Urinkultur (können aber auch negativ ausfallen)
- Sonografie: zum Ausschluss einer Hodentorsion
- Nach der Abheilung: Uroflow, Retrogrades Urethrogramm oder Miktionszystourethrogramm, um eine Beeinträchtigung von Harnblase und Urethra auszuschließen, wichtig bei älteren Menschen und Kindern

Therapie

In der Akutphase wird nach der Klinik und Diagnostik direkt eine antibiotische Therapie verordnet. Nach Festlegung des Erregerspektrums in der Urinkultur wird diese spezifiziert. Eine Infiltration mit Lokalanästhesie lindert die akute Schmerzsymptomatik.

Maßnahmen

> Eine strikte Bettruhe ist nötig, da nur so ein Kühlen und Hochlagern des Hodens möglich ist.

Kommt es zu einer Abszessbildung oder zum klinischen Bild einer Urosepsis, muss operativ interveniert werden, auch wenn die Diagnose Epididymitis nicht klar gestellt werden kann. Differenzialdiagnose: Hodentorsion. Ist der Verlauf chronisch oder hat der Patient immer wieder eine rezidivierende Epididymitis, ist eine Vasektomie oder Entfernung des Nebenhodens nötig (Hautmann 2010, S. 488ff; Manski 2011).

3.2.4 Pyelonephritis

Ursache

Definition Die Pyelonephritis ist eine aufsteigende, durch Bakterien verursachte Entzündung des Nierenbeckens unter Beteiligung des Nierenparenchyms. Der Verlauf kann akut oder chronisch sein. Meist tritt sie einseitig auf, sie kann aber auch beide Nieren betreffen. Frauen sind bedingt durch ihre höhere Anfälligkeit für Harnwegsinfekte häufiger betroffen.

Man unterscheidet eine akute unkomplizierte Pyelonephritis von der akuten komplizierten Pyelonephritis (Patienten mit Risikofaktoren wie Diabetes Mellitus, Postmenopause, Fehlbildungen oder Fremdkörper im Bereich der Harnwege) und die chronische Pyelonephritis (meist unklarer Ursachen) (Schmelz et al. 2010, S. 23ff).

Symptome der *akuten* Pyelonephritis

Typische Anzeichen Der Patient kommt mit plötzlich aufgetretenem ein- oder beidseitigen Flankenschmerz, Fieber, Schüttelfrost sowie Kopf- und Gliederschmerzen in die Praxis.

Diagnose

Typisch ist ein deutlicher Klopfschmerz im Flankenbereich. Eine Urinuntersuchung zeigt eine Bakteriurie und Leukozyturie. Sonografisch kann eine Vergrößerung der Niere oder eine Harnstauung, durch einen Harnleiterstein verursacht, zu diagnostizieren sein, im fortgeschrittenen Fall auch eine Abszessbildung.

Therapie

Maßnahmen Die Pyelonephritis bedarf einer umgehenden Therapie. Neben sofortiger antibiotischer Behandlung ist es bei sonografisch nachgewiesener Harnstauung in die Niere nötig, diese durch Anlage eines Nierenfistelkatheters abzuleiten. Es handelt sich dabei um eine direkte Harnableitung, wobei die Niere von außen in Lokalanästhesie mittels radiologischer und sonografischer Unterstützung punktiert wird. Es wird ein ca. 7CH großer Katheter in das Nierenkelchsystem eingelegt und mit einem sterilen Beutelsystem versorgt, wodurch der Urin ungehindert abfließen kann. Die akute Pyelonephritis mit Harnstauung ist ein lebensbedrohlicher Zustand und eine urologische Notfallsituation!

3.2.5 Urethritis

Ursache

Eine Urethritis (Entzündung der Harnröhre) kann autoimmun sowie durch Infektionen (wie beispielsweise bei Gonorrhoe, Mykoplasmen und Trichomonaden) oder durch allergische Reaktionen allgemein entstehen. Des Weiteren verursachen auch eine Chemotherapie und Bestrahlung oder mechanische Manipulationen, wie beim Katheterismus, eine Entzündung.

Definition

Diagnose

In der Klinik findet sich bei der akuten Form Ausfluss oder Brennen in der Harnröhre und eine schmerzhafte Miktion. Die Sexualanamnese kann Hinweise auf eine mechanische Urethritis geben. Eine durch Kathetereinlage bedingte Urethritis geht mit einer aufsteigenden bakteriellen Infektion einher. Bei Frauen ist durch vaginal angewandte Kontrazeptiva eine allergisch ausgelöste Urethritis möglich.

Symptome

Der Sekretfluss ist ein häufiger Befund und kann von glasig bis trüb, oft auch eitrig sein. Eine deutliche Rötung der Harnröhrenöffnung ist häufig sichtbar. Dünnflüssiges, glasiges Sekret ist ein Hinweis für eine Infektion mit Mykoplasmen. Eitriges Sekret kennzeichnet eine Infektion mit Gonokokken, Chlamydien oder Trichomonaden.

Differenzierung des entzündlichen Sekrets

Gewissheit gibt hier die mikrobiologische Untersuchung eines tiefen Harnröhrenabstrichs.

> Mindestens eine, besser vier Stunden vor einem Harnröhrenabstrich darf der Patient kein Urin lassen!

Besteht bei einem Mann differenzialdiagnostisch der Verdacht einer bakteriellen Prostatitis, lässt sich dies mit einer Vier-Gläser-Probe ausschließen (▶ **Kapitel 3.2.1**).

Differenzialdiagnose

Therapie

Die Behandlung richtet sich nach der Ursache der Harnröhrenentzündung. Zur Therapie einer bakteriellen Urethritis ist eine spezifische Antibiose erforderlich sowie die Mitbehandlung des Sexualpartners.

Maßnahmen

Beim Mann kann es in einigen Fällen zu einer aszendierenden Infektion unter Mitbeteiligung der Prostata und des Nebenhodens kommen; eine Harnröhrenstriktur nach Gonorrhoe und Chlamydienurethritis ist nicht selten (Hautmann 2010, S. 157ff).

3.3 Abflussstörung der Harnwege

3.3.1 Harnverhalt

Definition — Ein Harnverhalt liegt vor, wenn die gefüllte Harnblase nicht spontan entleert werden kann. Ein akuter Harnverhalt geht in der Regel mit starken Unterbauchschmerzen einher. Beim chronischen Harnverhalt kann der Patient große Restharnmengen von bis zu mehreren Litern in der Blase haben. Klinisch muss er sehr häufig auf die Toilette mit immer kleinen Mengen Urin oder er verliert Urin aufgrund einer chronischen Harnretention/Überlaufinkontinenz.

Ursache

Auslöser — Harnverhalte können durch eine Harnwegobstruktion (zum Beispiel bei einer Prostatahyperplasie), medikamentös, neurogen oder iatrogen (zum Beispiel durch manuelles Einrenken der Halswirbelsäule, Spinalanästhesie) bedingt sein. Neurogene Ursache können Kompressionen des Rückenmarks, wie ein Bandscheibenvorfall, und die Multiple Sklerose sein. Medikamentös kann ein Harnverhalt zum Beispiel durch eine Vollnarkose oder Antidepressiva verursacht sein. Psychisch bedingte Harnverhalte äußern sich dadurch, dass man zum Beispiel nicht auf öffentlichen Toiletten oder unter Zeitdruck die Blase entleeren kann.

Beim Mann sind die häufigsten Ursachen eine Prostatahyperplasie oder die infolge einer Hämaturie auftretende Blasentamponade (Obstruktion). Aber auch iatrogen, Verletzung nach Zystoskopie und instrumentelle Manipulationen an der Urethra und Prostata sind dafür verantwortlich (Hautmann 2010, S. 478ff).

Diagnostik

Die gefüllte Blase ist abdominell sehr gut tastbar und druckempfindlich. Sonografisch ist der Befund eines Harnverhaltes schnell zu beurteilen und differenzialdiagnostisch einzuschätzen.

Risiken — Da der obere Harntrakt ein Niederdrucksystem ist, besteht durch den kontinuierlichen Überdruck in der Blase die Gefahr, dass der Blasenmuskel unwiederbringlich beschädigt wird. Ausstülpungen, sogenannte Blasendivertikel, können entstehen. Unterschieden werden echte Divertikel von Pseudodivertikeln. Sie führen zum Verlust des normalen Harndranggefühls und können nach der operativen Sanierung der Obstruktion zu Restharn führen. Kommt es außerdem zu einem Rückstau in die Nieren, können diese dauerhaft geschädigt werden.

Therapie

Als Erstmaßnahme wird dem Patienten ein transurethraler Blasenkatheter eingelegt. Ist dies nicht möglich, muss ein suprapubischer Fistelkatheter gelegt werden. Es ist darauf zu achten, dass der Patient vor allem bei einem chronischen Harnverhalt einen venösen Zugang hat, da die Entlastung des Harnverhaltes eine Polyurie auslösen kann, die aufgrund des Flüssigkeitsverlusts und der Elektrolytverschiebung lebensbedrohlich werden kann. Im Zweifelsfall ist der Patient stationär aufzunehmen. Die weitere Therapie ergibt sich aus der Ursache des Harnverhalts. — Maßnahmen

3.3.2 Restharn

Als Restharn wird die Menge an Urin bezeichnet, die nach erfolgter Miktion in der Blase verbleibt. Physiologisch ist eine restharnfreie Entleerung der Blase. Pathologische Restharnmengen belaufen sich beim Erwachsenen auf 100 ml und mehr, unabhängig vom Geschlecht.

Da ständig Bakterien in der Blase verbleiben, kann der Restharn rezidivierende Zystitiden verursachen. Außerdem ist bei einer kontinuierlichen Überdehnung der Blase das Prinzip des Niederdrucksystems nicht mehr gegeben. Oftmals zeigt sich die Restharnbildung als ein schleichender Prozess, die Menge des Restharns steigt stetig an und geht ohne Schmerzen einher. Langfristig kann dies bei Nichtbehandlung zu einer dauerhaften Schädigung des ableitenden Urogenitalsystems führen. — Gefahr

Die Restharnmenge wird nach erfolgter Miktion sonografisch erfasst und ausgemessen. Hier gibt es die Möglichkeit, ein spezielles, tragbares Ultraschallgerät zu verwenden, zum Beispiel den BladderScan® oder Vscan®. Diese Geräte sind einfach in der Handhabung und können vom eingewiesenen Fachpersonal problemlos und zuverlässig angewendet werden. Allein bei Aszites oder freier Flüssigkeit im kleinen Becken ist ein tragbares Ultraschallgerät aufgrund falsch positiver Messungen nicht zu gebrauchen. In seltenen Fällen ist ein steriler Einmalkatheterismus nötig, um die genaue Menge zu erfassen. Die Therapie richtet sich nach der Ursache des Restharns. Bei älteren Patienten ist differenzialdiagnostisch daran zu denken, dass die Ursache im Gebrauch zahlreicher Medikamente liegen kann. — Ermittlung von Restharn

Therapie

Konservative Therapiemethoden sind bei funktionellen Störungen physiotherapeutische Übungen (Beckenbodentraining) und das Biofeedbacktraining (▶ **Kapitel 6.5.1**). Bei nicht-funktionellen Störungen ist das Erlernen des intermittierenden Selbstkatheterismus (ISK) unumgänglich. — Maßnahmen

3.4 Urolithiasis (Harnsteinerkrankung)

Ursache

Entstehung
Harnsteine sind das häufigste krankhaft gebildete Biomineralisat in Mensch und Tier. Sie entstehen aus dem Urin in den ableitenden Wegen des Harntrakts. Entsprechend dem Ort ihres Auffindens werden sie als Nierenkelch-, Nierenbecken-, Harnleiter-, Blasen- oder Harnröhrenstein bezeichnet.

Wenn sich der Harnstein bemerkbar macht oder als Zufallsbefund entdeckt wird, ist er oft schon so groß wie ein Kirschkern. Manche Steine füllen sogar das ganze Nierenhohlsystem aus.

> Gelangt ein Mineralpartikel über das Nierenbecken in den Harnleiter und wandert in Richtung Blase oder verlegt Harnleiter (Harnrückstau), führt dies zu den gefürchteten wehenartigen Koliken mit extrem krampfartigen Schmerzen (Vernichtungsschmerz), blutigem Urin und Brechreiz. Eine Steinkolik kann nur wenige Minuten dauern, aber auch bis zu mehrere Stunden lang anhalten.

Wohlstandsbedingte Volkskrankheit?
Das Harnsteinleiden hat in Deutschland im Verlauf der letzten Jahrzehnte den Charakter einer wohlstandbedingten Volkskrankheit angenommen. In der vergangenen Dekade wurde jährlich bei über 1,5 Millionen Patienten die Diagnose »Urolithiasis« (ICD10: N20-N23) gestellt. Bereits jeder dritte Patient in den urologischen Praxen Deutschlands wird wegen Harnsteinen behandelt. Während in der Vergangenheit das Harnsteinleiden deutlich häufiger bei Männern angetroffen worden ist, hat sich in den letzen Jahren das Häufigkeitsverhältnis Männer zu Frauen für die meisten Steinarten angeglichen.

Auslöser
Die auslösenden Faktoren für die Steinbildung können vielfältig sein: partielle Funktionsstörungen der Niere, ungünstige Trink- und Essgewohnheiten, medikamentöse Intoxikation, Resorptionsstörungen im Magen-Darm-Trakt, Stoffwechselstörungen, Enzymdefekte und Hormonstörungen. Außerdem spielen Störungen der Urodynamik, rezidivierende Harnwegsinfektionen und der Urin-pH-Wert eine Rolle, so dass die Harnsteinbildung insgesamt als ein sehr komplexes, multifaktorielles Geschehen anzusehen ist.

Chemische Zusammensetzung
Aufgrund der Ursachenvielfalt gestaltet sich die Zusammensetzung der Harnsteine ebenso vielfältig; Calciumoxalate und -phosphate, Magnesiumammoniumphosphat und Harnsäure sind die häufigsten Mineralisate beziehungsweise Konkrementbildner (▶ Tab. 3.1). Andere Mineralisate bestehen zum Beispiel aus Cystin oder Ammoniumurat. Oftmals bestehen Harnsteine aus mehreren Mineralkomponenten, was die Therapiefindung erschwert.

3.4 Urolithiasis (Harnsteinerkrankung)

Tab. 3.1: Harnsteinarten (Laube 2010 in Anlehnung an Berg et al. 1992)

Mineralogischer Name	[%][1]	Gruppe	Chemischer Name	Chemische Formel
Whewellit	60,95	**Oxalate 72,75 %**	Calciumoxalat-monohydrat	$Ca(COO)_2 \cdot H_2O$
Weddellit	11,80		Calciumoxalat-dihydrat	$Ca(COO)_2 \cdot 2H_2O$
Struvit (»Infektstein«)	4,13	**Phosphate 9,13 %**	Magnesium-ammoniumphosphat-hexahydrat	$MgNH_4PO_4 \cdot 6H_2O$
Brushit	0,20		Calcium-hydrogenphosphat-dihydrat	$CaHPO_4 \cdot 2H_2O$
Whitlockit	0,04		magnesiumhaltiges β-Tricalciumphosphat	$\beta\text{-}(Ca, Mg)_3(PO_4)_2$
Carbonatapatit	4,76		carbonathaltiger Hydroxylapatit	$Ca_{10}(PO_4, CO_3, OH)_6(OH)_2$
Dahllit			Hydroxylapatit	$Ca_5(PO_4)_3(OH)$
Uricit (»Harnsäure«)	10,91	**Harnsäure 13,14 %**	Harnsäure-anhydrit	$C_5H_4N_4O_3$
Harnsäure-dihydrat	2,23	Putini-derivate		$C_5H_4N_4O_3 \cdot 2H_2O$
Ammoniumurat	0,33	**Urate 0,34 %**	Ammonium-hydrogenurat	$NH_4C_5H_3N_4O_3$
Natriumurat	0,01		Natrium-hydrogenurat-monohydrat	$Na_4C_5H_3N_4O_3 \cdot H_2O$
L-Cystin	0,20			$C_6H_{12}N_2O_4S_2$
Protein	0,63		Mucoproteine, Peptide, Proteine, desquamierte Epithelzellen, Koagel	

1 Häufigkeit des Vorkommens in Harnsteinen vom Menschen. Aus: Berg et al. 1992, Datenbasis n = 214 400 infrarotspektroskopische und röntgendiffraktometrische Harnsteinanalysen.

Weitaus seltener vorkommende Harnsteinarten sind Xanthin und 2,8-Dihydroxyadenin, welche sich als Folge einer angeborenen Störung des Purinstoffwechsels bilden. Cystin-, Xanthin- und 2,8-Dihydroxyadenin-Steinpatienten bedürfen einer lebenslangen Nachsorge.

Weitere Harnsteinarten aus der Gruppe der Urate, Oxalate, Phosphate und Carbonate sind bekannt.

Besondere Beachtung bedürfen die, wenn auch selten vorkommenden, direkt (durch das Medikament oder dessen Derivate) oder indirekt (durch Änderung der Urinchemie) medikamenteninduzierten Mineralisate (»Drug-Stones«). Zur ersten Medikamentengruppe gehört insbesondere Indinavir. Zahlreichere weitere Medikamente sind bekannt, zum Beispiel Atazanavir, Barbiturate, Ciprofloxacin, Ephedrin, Efavirenz, Penicillin G, Piridoxylate, Methyldopa, Nelfinavir, Silikate, Sulfadiazin und Triamteren.

Medikamenteninduzierte Blasensteine

Zur zweiten Medikamentengruppe gehören u.a. Acetazolamide (→ Acidose, Hypercalciurie, Hyperphosphaturie), Allopurinol (→ Hyperxanthinurie), Antazida (→ Harnalkalisierung, Hypercalciurie, Hypersilikaturie), Antibiotika (→ Hyperoxalurie), Calciumpräparate (→ Hypercalciurie), Chemotherapeutika (→ Hyperurikosurie), D-Penicillamin (→ Hyperoxalurie), Vitamin D (→ Hypercalciurie) und Zytostatika (→ Hyperurikosurie).

Blasenstein – Fundort für Kurioses

In seltenen Fällen werden in den Kernen von Blasensteinen auch iatrogen oder vom Patienten selbst in den Körper verbrachte Gegenstände entdeckt. Neben Resten von chirurgischem Nahtmaterial oder Harnleiterschienen wurden auch ungewöhnliche Fremdkörper beobachtet, zum Beispiel Bleistift, Haarspange, Kerzen, Kugelschreibermine, Klingeldraht, Pinselhaare, Rosinen, Schrauben und Stecknadeln. Bei diesen »Analysen« ist die primäre Ursache der Steinbildung, nämlich die Mineralisation um einen als Kristallisationskeim dienenden Fremdkörper, erkannt. Auch an urologischen Implantaten, welche ebenfalls Fremdkörper darstellen, können sich Harnsteine bilden.

Beschaffenheit

Harnsteine entstehen aus Urinbestandteilen. Neben Elektrolyten (Ca^{2+}, Mg^{2+}, Na^+, ...) sind unter anderem auch Moleküle (Oxalat ($[C_2O_4]^{2-}$), Phosphat ($[PO_4]^{3-}$,...), Proteine (»Matrix«) und Zelldetritus Urolithbausteine.

Allgemein ist eine Mineralisation und somit die Konkrementbildung auch aus dem »normalen« Urin thermodynamisch stets möglich, jedoch im Allgemeinen kinetisch gehindert. Der Urin stellt immer eine metastabil übersättigte Lösung dar.

Urinzusammensetzung

Damit sich Harnsteine bilden können, bedarf es daher einer länger andauernden Störung der Urinzusammensetzung. Steigt die Konzentration der steinbildenden (lithogenen) Ionen, zum Beispiel Calcium und Oxalat, durch eine Überaufnahme dieser mit der Nahrung oder eine zu geringe Flüssigkeitsaufnahme an, können sich ab einem bestimmten Punkt, dem sogenannten Bildungsprodukt, unlösliche Kristalle, zum Beispiel Calciumoxalat, bilden. Eine zu hohe renale Calciumausscheidung wird als Hyperoxalurie, eine zu hohe Oxalatausscheidung als Hyperoxalurie bezeichnet.

Steinbildungsauslösend können aber Urinzusammensetzungen sein, bei denen steinbildungshemmende (inhibitorische) Urinbestandteile in zu geringen Mengen ausgeschieden werden. Häufig wird bei Calciumsteinpatienten eine zu niedrige renale Ausscheidung des mit Calcium einen löslichen Komplex bildenden Citrats (Hypocitraturie) beobachtet, mit der Konsequenz, dass die Urinkonzentration von ungebundenen Ca^{2+}-Ionen ansteigt. Diese jetzt vermehrt im Urin befindlichen Calcium-Ionen können sich vermehrt, zum Beispiel mit Oxalat-Ionen, zum unlöslichen Calciumoxalat verbinden.

Damit sich ein makroskopisches Konkrement bilden kann, bedarf es zusätzlich weiterer ungünstiger Bedingungen, denn meist werden die anfänglich nur wenige Mikrometer großen Kristallite mit dem Urinstrom problemlos ausgeschieden (Kristallurie).

Verbleiben jedoch die Gebilde im Körper, zum Beispiel durch Verklemmen oder Anhaften am Urothel als Folge chronischer Abflussbehinderungen oder zu niedriger Harnvolumina (Spüleffekt), können sie bei geeigneter Urinzusammensetzung in kurzer Zeit zu immer größer werdenden Konkrementen wachsen. Es entstehen letztendlich makroskopische Harnsteine. *Zusammenhang zur chronischen Abflussbehinderung*

In der Regel ist eine dauerhaft gestörte Urinzusammensetzung das Resultat von (angeborenen) Stoffwechselfehlfunktionen im Körper (endogene Ursache) und/oder die Folge einer ungesunden Lebensweise (exogene Ursache).

Insbesondere die Auswirkungen eines modernen »Lifestyles«, wie chronischer Stress, mangelnde Bewegung in Kombination mit falschen Ernährungs- und Trinkgewohnheiten sowie Übergewicht tragen in Deutschland wesentlich zum Risiko eines Steinleidens bei. *Zusammenhang zu Lifestyle-Faktoren*

Jeder Patient weist ein eigenes – individuelles – Profil exogener und endogener Risikofaktoren der Harnsteinbildung auf. Zumeist wechselwirken diese Faktoren ungünstig miteinander, so dass insbesondere bei wiederholt steinbildenden Langzeitpatienten nicht immer die Steinbildung auslösende Ursache rekonstruiert werden kann. *Individuelles Risiko*

Da jede Mineralphase ihre eigenen charakteristischen Bildungsbedingungen hat, ist eine Steinanalyse obligatorisch. Die Kenntnis der Steinart ist zur Etablierung eines individuellen Metaphylaxeregimes unabdingbar. In vielen Fällen überschneiden sich in einigen Bereichen die Bildungsbedingungen, so dass die meisten Harnsteine aus mehreren Komponenten bestehen. Dies muss bei der Metaphylaxefindung ebenfalls berücksichtigt werden. Manchmal schließen die unterschiedlichen Bildungsbedingen das gleichzeitige Auftreten von Mineralphasen aber auch aus. Zum Beispiel kann sich unter den für die Struvitbildung notwendigen hohen Urin-pH-Werten der nur bei sehr niedrigen Urin-pH-Werten stabile Harnsäurestein nicht bilden. *Harnsteinanalyse*

Therapie

In der akuten Steinkolik ist eine umgehende und großzügige Schmerztherapie eine der ersten Maßnahmen. Bei durch den Stein verursachtem Harnstau und Fieber als Zeichen einer bakteriellen Infektion muss die gestaute Niere ohne Steinmanipulation schnellstmöglich entlastet und eine Antibiotikatherapie eingeleitet werden. *Erstmaßnahmen bei akuter Steinkolik*

Je nach Größe, Lage und Komplikationspotenzial des Steins wird dann entweder eine konservative Therapie mit kontrolliertem Abwarten des spontanen Steinabgangs gewählt, oder man entscheidet sich direkt für eine invasive Methode (zum Beispiel bei Konkrementen größer als ca. 7 mm im Durchmesser oder akutem Harnrückstau). Auch wenn der erwartete Spontanabgang ausbleibt, wird eine invasive Methode zur Steinbergung eingesetzt.

Die am wenigsten eingreifende Maßnahme ist die ESWL (Extrakorporale Stoßwellenlithotripsie), aber auch dieses Verfahren kann Kom- *Maßnahmen* plikationen bis hin zur Nierenblutung verursachen. Invasiver sind die Ureterorenoskopie (URS, Harnleiter- und Nierenspiegelung mit flexiblen Endoskopen) und die perkutane Nephrolitholapaxie (PCNL) bei größerer Steinlast, zum Beispiel Nierenbeckenkelchausgusssteinen. Bei letzterem Verfahren wird eine 28 Charrière (bei der minimal-invasiven »Mini-PCNL« maximal 18 Charrière) große Schleuse in die Niere eingelegt, so dass der Stein entweder in toto oder nach vorheriger intrakorporalen Zerkleinerung (Lithotripsie), zum Beispiel mit einem Laser- oder einer »Lithoclast«-Sonde (Ultraschall-Pneumatik/Ultraschall), instrumentell extrahiert werden kann.

Eine offene Schnittoperation, welche früher die Standard-Methode war, wird heutzutage nur noch in sehr seltenen Fällen notwendig.

Rezidiv-Prophylaxe (Metaphylaxe)

Rezidivrisiko — Bei rund 50 % der Patienten muss mit mindestens einem Steinrezidiv gerechnet werden; bei 10 % bis 20 % der Patienten sogar mit drei oder mehr Steinereignissen. Die Rezidivraten sind bei fehlender Metaphylaxe bedenklich hoch: bei Carbonatapatit und Calciumoxalat ca. 40 %, bei Struvit ca. 60 %, und bei Brushit- und Harnsäuresteinen sogar ca. 70 %. Mit noch höheren Rezidivraten und damit auch höheren Rehospitalisierungsraten ist insbesondere bei genetisch determinierten Stoffwechselstörungen und chronischen gastrointestinalen Erkrankungen als primäre Ursache der Steinbildung zu rechnen; beim Cystinsteinleiden beträgt die Rezidivrate nahezu 100 %.

Harn sieben zur Analyse — Zur Einleitung einer sinnvollen Metaphylaxe müssen die konservativ spontan abgehenden Konkremente aufgefangen (Sieb) beziehungsweise die durch die interventionelle Steintherapie operativ gewonnenen Steine der Analyse (Infrarotspektroskopie oder Röntgendiffratometrie) zugeführt werden. Auch die Inkrustationen auf urologischen Implantaten, welche nicht selten auch bei Nicht-Harnsteinpatienten vorgefunden werden, sollten analysiert werden.

Bestimmung der Risikogruppe — Nach erfolgreicher Steinsanierung (»Steinfreiheit«) sollte der Patient gemäß der »Harnstein«-Leitlinien der dort definierten »Niedrig-« oder »Hochrisikogruppe« der Steinbildner zugeordnet werden und daraufhin zeitnah die entsprechend vorgesehene Urin- und Blutanalytik erfahren.

Neben den Einzelparametern sollten auch darauf basierende Risikoindizes berechnet (zum Beispiel der sogenannte APCaOx-Index, welcher modellhaft das Aktivitätsprodukt der häufigsten Steinart, Calciumoxalat, bestimmt) oder direkt aus dem unbehandelten Vollurin das Kristallisationsrisiko bestimmende Indizes (zum Beispiel der BONN-Risk-Index) gemessen werden.

BONN-Risk-Index (BRI) — Der BONN-Risk-Index (BRI) erfasst dabei nicht nur die analytisch zugänglichen Einzelfaktoren, sondern sämtliche Urinbestandteile in ihrer physiko-chemischen Gesamtwirkung auf das Calciumoxalat-Kristallisationspotenzial der untersuchten Urinprobe.

Auf der Basis der Untersuchungsergebnisse kann dann für den Patienten eine individuelle steinartspezifische Metaphylaxe erarbeitet werden. Nicht selten muss neben den medikamentösen Maßnahmen zusätzlich eine ausführliche Ernährungsberatung in Erwägung gezogen und eine Gewichtsnormalisierung empfohlen werden.

Circa drei Monate nach Therapiebeginn sollte eine erste Quantifizierung des Metaphylaxeerfolgs erfolgen. Danach, im langjährigen Behandlungsverlauf, sichern regelmäßig durchgeführte Erfolgskontrollen eine dauerhaft hohe Qualität der Metaphylaxe. — Erfolgskontrollen

3.5 Unfälle mit Beteiligung des Urogenitalsystems

Bei den Unfällen mit Beteiligung des Urogenitalsystems wird zwischen stumpfen Verletzungen und penetrierenden Verletzungen wie Schuss-, Stich- und Pfählungsverletzungen unterschieden. — Mögliche Unfälle

Die Haupttraumatisierung sind die stumpfen Verletzungen des Urogenitaltraktes bedingt durch Sturz oder Auto- und Motorradunfälle. Da es sich meist um polytraumatisierte Patienten handelt, erfordert die Therapie ein interdisziplinäres Team, das neben Anästhesist und Unfallchirurg auch einen Urologen enthält, damit der Patient adäquat beurteilt und versorgt werden kann.

3.5.1 Hodentorsion

Bei der Hodentorsion handelt es sich um eine urologische Notfallsituation, bei der sich der betroffene Hoden innerhalb des Skrotums gedreht hat, wodurch es zu einer verminderten Durchblutung kommt. Bei Nichtbehandlung innerhalb der ersten drei bis sechs Stunden kann dies zum irreversiblen Verlust des Hodens führen. — Gefahr

Symptome

Ein akut einsetzender, heftiger Hodenschmerz, der so stark sein kann, dass eine klinische Untersuchung kaum möglich ist. Auch kann der betroffene Hoden höher stehen.

Diagnose

Es handelt sich um eine klinische Diagnose. Eine spezielle Ultraschalluntersuchung der Hodengefäße (Doppler) festigt die Diagnose, schließt sie aber nicht aus.

Therapie

Maßnahmen Im Zweifelsfall muss der Hoden daher immer operativ freigelegt werden. Dabei wird das Scrotum geöffnet und der Hoden wieder in die ursprüngliche Position zurückgedreht (Orchidopexie). Bei Erfolg erlangt er seine Durchblutung zurück und wird anschließend fixiert, um einer erneuten Torsion vorzubeugen. Erholt der Hoden sich nicht mehr, wird dieser gleich entfernt (Orchiektomie). Eine Pexie der Gegenseite ist empfehlenswert und vielerorts Standard (Hautmann 2010, S. 488ff).

3.5.2 Verletzungen der männlichen Harnröhre

Auslöser Die häufigste Ursache von Harnröhrenverletzungen ist die unsachgemäße Katheterisierung beziehungsweise durch instrumentelle Eingriffe oder Folgen davon. Weiterhin kommen Verletzungen durch in masturbatorischer Absicht in die Harnröhre eingeführte Gegenstände vor. Im Rahmen eines Beckentraumas durch Sturz oder Unfall sind Harnröhrenverletzungen ebenfalls zu erwarten und bei einer urethralen Blutung wahrscheinlich. Eine blinde Katheterisierung ohne vorherige urethrografische Darstellung kann das Ausmaß der Verletzung verschlimmern und hat daher zu unterbleiben.

Symptome

Die Ursache und ein blutiger Harnröhrenausgang (Meatus) geben hier die wesentlichen Hinweise.

Anzeichen Bei traumatischer Harnröhrenverletzung kommt es vielfach zur Hämatom- und Urinombildung im Becken, Perineum und Skrotum. Dies lässt sich sonografisch und radiologisch bestätigen.

Diagnostik

Neben Anamnese, Inspektion, Palpation und digital-rektaler Untersuchung bei Beckentrauma ist das retrograde Urethrozystogramm (RUG) (▶ **Kapitel 4.2.7**) mit Beckenleeraufnahme Standard.

Therapie

Umgehung der Harnröhre Ist eine zystoskopische Sondierung mit Einlage eines transurethralen Blasenkatheters über Führungsdraht nicht möglich und eine umgehende offene Rekonstruktion nicht geplant oder zu risikovoll, wird ein suprapubischer Fistelkatheter angelegt, da die blinde Manipulation mit einem transurethralen Ballonkatheter die Verletzung noch verschlimmern würde. Bei einer Verletzung durch traumatisches Kathetereinbringen wird die Harnröhre vorübergehend mit einem durch einen Urologen zystoskopisch unter Sicht eingebrachten transurethralen Ballonkatheter geschient. Kommt es im weiteren Verlauf sowie als Spätfolge nach endourologischen Eingriffen zu Strikturen, wird die Harnröhre abhängig von der Länge der Striktur und der Wiederholungshäufigkeit unter Sicht aufgeschnitten oder offen operativ rekonstruiert (Hautmann 2010, S. 311ff).

> Bei der Kathetereinlage nie gegen einen festen Widerstand vorschieben! Nicht zu verwechseln mit dem leicht federnden Widerstand in der prostatischen Harnröhre! Im Zweifel immer eine geübte Pflegekraft oder den Arzt hinzuziehen.

Literatur

AWMF-Leitlinie (2010). Leitlinien Arbeitsgemeinschaft der Wissenschaftlichen Medizinischen Fachgesellschaften e.V. (AWMF). http://www.awmf.org/leitlinien/detail/ll/043-044.html, Zugriff am 25.07.2011.

Berg, W., Schanz, H., Eisenwinter, B. & Schorch, P. (1992): The incidence distribution and development of a trend of urinary stone substances. An evaluation of the data on over 210,000 urinary stone analyses from the area of the former DDR. In: Der Urologe A. 31(2), S. 98–102.

Berges, R., Weißbach, L. & Dachverband der Prostatazentren Deutschlands (Hrsg.) (2010): Das 1–2–3 der Prostata: Leitlinien für PCA und BPS Empfehlungen zur Prostatitis, Kurzform für Urologen. Weimar: AVISIO.

Hautmann, R. (2010): Urologie. 4. Aufl. Heidelberg: Springer.

Loch, T. & Stein, U. (2004): Interstitielle Zystitis. Aktuelle Aspekte in der Diagnostik und Therapie. In: Der Urologe A. Nr. 43, S. 1135–1146.

Ludwig, M. & Weidner, W. (2000): Diagnostik und Therapie des Prostatitissyndroms. In: Der Urologe A. Nr. 39, S. 371–382.

Mathers, M.J., Rundstedt, F. von, Brandt, A.S., König, M., Lazica, D.A. & Roth, S. (2009): Mythos oder Wahrheit? »Cranberry-Saft« in der Prophylaxe und Behandlung von rezidivierenden Harnweginfektionen. In: Der Urologe A. Nr. 48, S. 1203–1209.

Manski, D. (2011): Epididymitis (Nebenhodenentzündung). http://www.urologielehrbuch.de/akute_epididymitis.html#Luzzi2001, Zugriff am 16.07.2011.

Schmelz, H.U., Sparwasser, C. & Weidner, W. (2010): Facharztwissen Urologie. Differenzierte Diagnostik und Therapie. Heidelberg: Springer.

4 Urologische Diagnostik

T. Engels

4.1 Sonografie

Basisdiagnostik Die Ultraschalluntersuchung ist eine nicht-invasive Maßnahme und zählt zur Basisdiagnostik bei jeder urologischen Patientenvorstellung. Mit ihr gewinnt der durchführende Arzt einen Überblick über das Ausmaß der Erkrankung. Er kann seine Diagnose bestätigen und weitere therapeutische Maßnahmen planen oder direkt ultraschallgesteuert durchführen.

> Für die Sonografie des Urogenitalsystems ist es gegebenenfalls nötig, dass der Patient eine gefüllte Blase hat. Prostata und Samenblasen sind so im transrektalen Ultraschall gut beurteilbar. Auch distale Harnleitersteine sind so darstellbar. Eine weitere Vorbereitung ist nicht nötig, der Patient muss *nicht* nüchtern sein.

4.2 Röntgendiagnostik

Aufklärung Bei der Anwendung von Röntgenstrahlen ist immer eine gesonderte Anamnese und Aufklärung des Patienten nötig.

> Bei Frauen im gebärfähigen Alter muss eine Schwangerschaft ausgeschlossen sein. Vor der Kontrastmittelgabe muss stets eine Abklärung bezüglich bekannter Allergien stattfinden. Wird zur Darstellung ein Katheter in den Urogenitalbereich eingebracht, muss der Urin zuvor auf einen Infekt hin untersucht und dieser gegebenenfalls behandelt werden.

4.2.1 Nativaufnahme des Harntrakts

Die Nativaufnahme stellt die einfachste Form der uro-radiologischen Diagnostik dar. Es wird eine Übersichtsaufnahme des gesamten Abdomens im Liegen angefertigt, die vom Zwerchfell bis zur Symphyse reicht und somit die Nieren, ableitenden Harnwege und Harnblase umfasst.

Bei dieser Bildgebung geht es um das Erkennen röntgendichter Strukturen, wie zum Beispiel Nieren-, Blasen- oder Gallensteinen, Verkalkungen im Gefäß- und Lymphsystem und den zu vermutenden Verlauf der Ureteren sowie der Lagekontrolle von Implantaten, wie Harnleiterschienen und Katheter. Ebenso hilft sie beim Erkennen von Fremdkörpern nach autoerotischer Manipulation. Reine Harnsäuresteine sind in der Abdomenübersicht nicht nachweisbar!

Indikation

> Nach Möglichkeit sollte der Patient für diese Untersuchung *nüchtern* sein und abgeführt haben, da Darmgase die Beurteilbarkeit einschränken.

4.2.2 Ausscheidungsurogramm (AUG, IV-Pyelogramm)

Das Ausscheidungsurogramm ist ein standardisiertes, bildgebendes Verfahren zur Darstellung des Nierenkelchsystems und der ableitenden Harnwege sowie zur Diagnostik von Abflussbehinderungen, Steinen, röntgennegativen Konkrementen oder tumorsuspekten Kontrastmittelaussparungen oder -umfließungen. Es war früher das Standardverfahren und spielt heutzutage eine mehr und mehr untergeordnete Rolle.

Früheres Standardverfahren

Nach Erhebung der radiologischen Anamnese, Aufklärung und schriftlicher Einwilligung des Patienten wird zunächst eine konventionelle Nativaufnahme des Abdomens durchgeführt. Danach wird dem Patienten Kontrastmittel intravenös appliziert. Nach sieben Minuten folgt erneut eine Abdomenübersichtsaufnahme, die im Normalfall die seitengleiche Anflutung des Kontrastmittels im Nierenparenchym zeigt. Das Kontrastmittel wird aktiv über das Nierenbeckenkelchsystem transportiert und ausgeschieden. Im Verlauf ist nach 15 Minuten eine deutliche seitengleiche Kontrastmittelanreicherung in ein zartes Nierenbeckenkelchsystem und schlanke Harnleiter oft schon bis hin zur Blase zu sehen. Streckenweiser Verlust der Kontrastierung beruht auf peristaltischen Wellen der Ureteren. Zum Abschluss erfolgt noch eine Aufnahme nach Entleerung der Blase. Je nach Befund und Indikation können Zusatzaufnahmen, wie Tomografien und Spätaufnahmen, folgen. Aus Strahlenschutzgründen kann dabei eine Halbseitenaufnahme der betroffenen Seite anstelle einer Abdomenübersicht angefertigt werden.

Vorgehen

Der Patient muss für diese Untersuchung *nüchtern* sein. Kontraindikationen sind eine Kontrastmittelallergie (Jod) sowie eine eingeschränkte Nierenfunktion oder eine akute Kolik (Gefahr der Fornixruptur).

4.2.3 Antegrades Ureterogramm

Darstellung der oberen Harnwege

Hierzu wird, zum Beispiel über einen liegenden Nierenbeckenkatheter (Nephrostomie), gezielt Kontrastmittel gegeben, um das obere Hohlsystem und den Abfluss über die Ureteren darzustellen. Diese Untersuchung ist wichtig beim Legen eines Katheters, beim Wechsel, zur Lagekontrolle und Beurteilung des ungehinderten Abflusses in die Blase.

Der Patient braucht hierfür *nicht* nüchtern sein. Eine spezielle Vorbereitung ist nicht notwendig.

4.2.4 Retrogrades Ureteropyelogramm

Darstellung der oberen Harnwege

Hier wird über ein Zystoskop ein dünner Ureterkatheter in eines der Harnleiterostien eingelegt. Die Darstellung des Harnleiters sowie des Nierenkelchsystems erfolgt über langsames Einspritzen von Kontrastmittel. Diese Untersuchung ist wichtig zum Ausschluss von Steinen, Tumoren, einer Verlagerung des Harnleiters und unklaren Raumforderungen im Harnleiter oder Nierenkelchsystem. Durchgeführt wird diese Untersuchung, wenn in der Nativaufnahme und/oder CT/MRT ein unklarer Befund vorliegt.

Eine diagnostische Ureterorenoskopie (URS) schließt sich oft dieser Untersuchung an, weshalb der Patient *nüchtern* sein muss, da eine URS nur in Vollnarkose durchgeführt werden kann.

4.2.5 Zystogramm

Darstellung der Harnblase

Die Röntgenkontrastdarstellung der Harnblase erfolgt über einen transurethralen oder suprapubischen Katheter. Eine Indikation besteht unter anderem bei Verdacht einer Blasenperforation oder zum Ausschluss einer Leckage nach einem urologischen Eingriff, wie einer Prostatektomie. Veränderungen der Blasenwand, zum Beispiel Divertikel (Aussackungen in der Blasenwand), sind damit sehr gut darstellbar, aber auch größere Raumforderungen oder Koagel. Auch die korrekte Lage eines Katheters lässt sich so dokumentieren.

4.2.6 Miktionszystourethrogramm (MCU)

Besteht der Verdacht auf einen Urinreflux im oberen Harntrakt, wird ein Miktionszystourethrogramm durchgeführt. Das MCU findet nach Möglichkeit im Sitzen statt. Ist die Blase gut mit Kontrastmittel gefüllt, wird der transurethrale Katheter entfernt und der Patient angewiesen, die Blase zu entleeren, was unter radiologischer Durchleuchtung erfolgt.

Darstellung des Miktionsvorgangs

> Der Patient braucht für diese Untersuchung *nicht* nüchtern zu sein.

4.2.7 Retrogrades Urethrogramm (RUG)

Beim retrograden Urethrogramm wird die männliche Harnröhre mittels Kontrastmittelinjektion in die gestreckte Urethra dargestellt. Die Durchführung erfolgt zur Diagnostik einer Harnröhrenstriktur beziehungsweise zur Kontrolle nach einer Harnröhrenrekonstruktion.

Darstellung der männlichen Harnröhre

> Der Patient braucht *nicht* nüchtern zu sein.

4.2.8 Pouchogramm

Patienten mit einer Ersatzblase erhalten postoperativ zur Dichtigkeitsprüfung ein Pouchogramm. Über einen im Pouch liegenden Katheter wird dieser mit Kontrastmittel gefüllt.

Darstellung der Ersatzblase

> Der Patient braucht *nicht* nüchtern zu sein.

4.2.9 Computertomografie (CT)

Ein CT wird je nach Indikation und Nierenfunktion nativ und/oder mit oraler und/oder intravenöser Kontrastmittelgabe durchgeführt. Der Patient muss hierzu nicht nüchtern sein.

Vorteile dieser Untersuchungsmethode sind die breite Verfügbarkeit, schnelle Durchführung und hohe diagnostische und differenzialdiagnostische Genauigkeit. Diese Vorteile werden jedoch durch hohe Strahlenbelastung und Kosten erkauft. Ideal ist das native Abdomen-CT bei der akuten Ureterolithiasis zur Lage- und Größenbestimmung des Konkrements und seiner Härte, sowie des Ausmaßes der Obstruktion.

Vor- und Nachteile

PET/CT (Positronen-Emissions-Tomografie)

Bei onkologischem Verdacht — Diese wird durchgeführt bei Patienten mit Verdacht auf eine onkologische Erkrankung, um eventuelle Metastasen eines Tumors zu lokalisieren. Der Patient bekommt eine schwach radioaktiv markierte Substanz injiziert, die sich im Körper verteilt und unterschiedlich schnell vom Körper abgebaut wird. Schnell wachsende Strukturen, wie Metastasen, speichern die Substanz länger und sind somit im PET/CT gut darstellbar. Nachteil sind, wie beim CT, die hohen Kosten, die in der Regel nicht von der Krankenkasse übernommen werden.

4.2.10 Magnetresonanztomografie (MRT)

Dieses Verfahren basiert auf den magnetischen Eigenschaften der Atomkerne organischer Gewebestrukturen. Kernstück ist ein Elektromagnet, der 10 000-fach stärker ist als das Erdmagnetfeld (Imhoff 2001, S. 3)!

Vorteile — Der Vorteil für den Patienten ist, dass er keiner Strahlenbelastung ausgesetzt wird. Nachteil ist, dass der Patient keine Metallimplantate oder Herzschrittmacher in seinem Körper haben darf. Im Vergleich zum CT ist die Untersuchungsdauer eines MRT deutlich länger. Das MRT ist empfindlicher gegenüber Bewegungen, das heißt unruhige Patienten müssen gegebenenfalls in Narkose untersucht werden (Hautmann 2010, S. 56ff).

4.3 Zystomanometrie/Urodynamik

Die Urodynamik ist ein sehr komplexes Thema, über das es viele wissenschaftliche Veröffentlichungen im fachärztlichen Bereich gibt. Nach Kenntnissen des Autors gibt es keine Literatur für medizinisches Fachpersonal, die die Durchführung dieser Untersuchung erklärt. Meist erhalten die Anwender, Pflegefachkräfte oder Arzthelfer/MTA, eine knappe Einführung durch den Gerätehersteller oder die Arbeitskollegen.

Abweichende Untersuchungsverläufe — Die Urodynamik ist eine sehr zeitintensive Untersuchung, dadurch bedingt wird sie meist durch das medizinische Fachpersonal ohne den Facharzt durchgeführt. Dies kann durch Unwissenheit und fehlende Fachkenntnis zu Fehlmessungen sowie daraus resultierend möglichen Fehlinterpretationen von Untersuchungen führen. Hospitationen und der Austausch mit Kollegen, die eine Urodynamik durchführen, zeigen eine auffällig hohe Diskrepanz im Untersuchungsverlauf. In der deutschsprachigen Literatur gibt es zurzeit ein komplexes Standardwerk, das sich ausführlich mit der Thematik »Urodynamik« auseinandersetzt (Palmtag et al. 2007). Eine einheitliche, standardisierte Auswertung und Diagnostik sollte damit möglich sein. Doch durch die oftmals falsche Durchführung werden Patienten vielfach vermeidbaren Doppeluntersuchungen ausgesetzt.

4.3.1 Geschichtlicher Rückblick der Urodynamik

Erst im 18. Jahrhundert kam es durch die naturwissenschaftlich orientierte Forschung zu bahnbrechenden Entdeckungen. Rudolf P. H. Heidenhain (1834–1897) war der Erste, der im Tierversuch den intravesicalen Druck beurteilbar machte und dies 1856 dokumentierte. 1864 entdeckte Julius Budje (1811–1888) in Greifswald die Existenz autonomer Kontraktionen der Harnblase im Tierversuch. 1872 publizierte Christian F. Schatz (1841–1920) erstmals Ergebnisse zur Harnblasendruckmessung beim Menschen. Ursprünglich wollte er mit einem Wassermanometer den intraabdominellen Druck messen, konnte nach Kathetereinlage aber auch Kontraktionen nachweisen, die vom Probanden selbst wahrgenommen wurden. *Historie*

In einer Publikation von 1881 beschreiben die Physiologen Angelo Mosso (1846–1910) und Pellacani erstmals ein Zystometer, mit dessen Hilfe es möglich war, Druckschwankungen in der Blase auf einem Rauchglaszylinderplethysmografen aufzuzeichnen. Dies war ein wichtiger technischer Durchbruch für die Urodynamik. Durch den Schweizer Mediziner Paul Charles Dubois (1848–1918) wurde die Messung des intraabdominalen Druckes mittels Rektalsonde in die Urodynamik eingeführt. *Technischer Durchbruch*

Eugen Rehfisch (1892–1937) publizierte die erste vollständig dokumentierte urodynamische Untersuchung »Über den Mechanismus des Harnblasenverschlusses und der Harnblasenentleerung« (1897). Seine Messung beinhaltete schon die simultane Aufzeichnung des Blasendruckes und des Urinflusses. Durch diese Publikation ging Rehfisch als der eigentliche Pionier der modernen Urodynamik in die Geschichte ein. Er führte die Untersuchung mittels einer Zweikanalmessung unter Verwendung eines Blutdruckmanometers, eines Harnflussregistriergerätes (Luftverdrängungsprinzip) und eines GAD-Volumenschreibers (Aeroplethysmograf) durch (Palmtag et al. 2007, S. 7). *Erste Publikation*

Bedingt durch die Wirbelsäulenverletzungen im ersten Weltkrieg gab es eine hohe Mortalitätsrate durch Harnwegsinfekte. Daraufhin entwickelte sich die Neurourologie, diese konzipierte neuartige Konzepte. In der Folgezeit kam das Harnröhrendruckprofil 1933 durch D. Denny-Browne und EG. Robertson hinzu sowie die simultane Uroflowmetrie bei der Entleerungsphase, eingeführt 1948 durch den Amerikaner W. M. Drake. Erst Mitte des 20. Jahrhunderts gab es einen weiteren Sprung in der Entwicklung urodynamischer Prinzipien als der Amerikaner F. Hinman mithilfe eines Röntgen-Kassetten-Wechslers die radiologische Darstellung der Harnwege unter Messbedingungen einführte. *Entwicklung der Untersuchungsmethode*

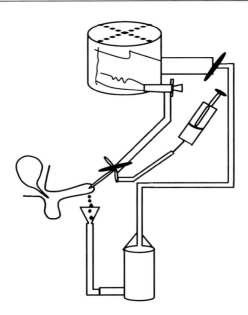

Abb. 4.1:
Urodynamik, Versuchsordnung

Im Jahr 1961 publizierte der schwedische Arzt G. Enhörning erstmals, im Rahmen von Untersuchungen zur Belastungsinkontinenz bei Frauen, die simultane Aufzeichnung der Druckkurven in Harnblase, Harnröhre und Rektum während der Füllungs- und Entleerungsphase. Durch die enge Zusammenarbeit der Mediziner Hinman und Enhörning ergaben sich die urodynamischen Prinzipien so, wie sie heute noch angewendet werden.

Im Jahr 1974 wurde das Beckenboden-EMG durch W. E. Bradley in die Urodynamik integriert.

Entwicklung des Zubehörs für die Urodynamik

Entwicklung weiteren Zubehörs

Mehrlumige Katheter, wie sie heute verwendet werden, sind seit 1960 im Einsatz und ermöglichen, gleichzeitig mehrere Messparameter zu registrieren.

Zwischen 1940 und 1980 wurde als Medium für die Zystomanometrie vorwiegend Luft verwendet. In seltenen Fällen kam es dabei zu Luftembolien, aufgrund dessen wurde auf CO_2 umgestellt. Erst später ging man zur physiologischen Kochsalzlösung über, wodurch auch die Möglichkeit bestand, Röntgenkontrastmittel gezielt zum Einsatz zu bringen (Arbeitskreis Geschichte der Urologie 2007, S. 202ff; Palmtag et al. 2007, S. 4ff).

Für die Indikation zur Urodynamik erstellt der Arzt eine ausführliche Anamnese des Patienten. Auch die Ergebnisse der Basisdiagnostik fließen in die Indikationsstellung mit ein. Die Anamnese sollte ganzheitlich erfolgen und nicht nur auf den Urogenitaltrakt beschränkt sein.

4.3.2 Durchführung der Urodynamik

Die Durchführung der Urodynamik wird in Anlehnung an den Standard der Deutschen Gesellschaft für Urologie (http://www.dgu.de) beschrieben:

Vorgehen

Vorbereitung

Der Patient sollte 24 Stunden vor dem Eingriff über die Durchführung der Untersuchung aufgeklärt werden. Den Untersuchungsraum vorher anschauen zu lassen, hat sich als vertrauensbildend herausgestellt. Es ist wichtig, darauf zu achten, dass die Intimsphäre des Patienten in allen Phasen der Untersuchung gewahrt bleibt. Einfacher für den Patienten, sich mit der Situation zurechtzufinden und zu entspannen, ist es, wenn sich möglichst wenige Leute im Raum befinden. Die Messung wird dadurch am Ende besser beurteilbar. Die Untersuchung wird mit einer Dauer von ca. 45 bis 60 Minuten pro Messung bei Erwachsenen angesetzt.

Vorbereitung des Untersuchungsraums

Generell wird vor der Urodynamik ein Urinstatus erhoben, da bei einem akuten Harnwegsinfekt die Untersuchung nicht durchgeführt werden darf. Durch den Infekt kann es nicht nur zu falschen Untersuchungsergebnissen kommen, sondern auch zu einer Verschlimmerung mit Aufsteigen des Infektes in den oberen Harntrakt. Bei Frauen im gebärfähigen Alter ist im Vorfeld eine Schwangerschaft auszuschließen. Für die Untersuchung braucht der Patient nicht nüchtern zu sein. Für die Messung werden 1000 ml körperwarme 0,9 % NaCl-Lösung vorbereitet.

Ausschluss Harnwegsinfekt und Schwangerschaft

Die wesentliche Durchführung einer Urodynamik ist komplett unabhängig von den technischen Voraussetzungen und dem zu verwendeten Katheter-Material. Unterscheidungen gibt es nur bei den verschiedenen Formen der durchgeführten Urodynamik:

Messformen

- Zystomanometrie
- Zystouroflowmetrie (Druck-Fluss-Messung)
- Videourodynamik
- Verschlusszystometrie
- Flow-EMG
- Uroflowmetrie

Nachdem der Patient auf dem speziellen Untersuchungsstuhl/-liege Platz genommen hat, wird er darüber informiert, dass alle kommenden Schritte und Handgriffe, die an ihm geschehen, immer vorher noch einmal genau erklärt werden. Zunächst wird eine Desinfektion des äußeren Genitales vorgenommen, zum Beispiel mit Octenisept®, einem Schleimhautdesinfektionsmittel, das farblos ist und kein Jod enthält, was sonst zu allergischen Reaktionen führen kann. Das Gleitmittel für die Katheter sollte kein lokales Betäubungsmittel enthalten, wie beispiels-

Vorbereitung des Patienten

weise Endosgel®, welches die sensible Harnröhren-/Blasenschleimhaut beeinflussen und zu Fehlmessungen führen könnte. Die Unterlage ist ein steriles Katheterset. Achtung: Darauf achten, ob eine Latexallergie vorliegt und eventuell latexfreie Handschuhe verwenden! Die Blase wird nun, unabhängig von Geschlecht, mit einem Einmalkatheter entleert.

Funktion der Messkatheter

Der Messkatheter wird über die Harnröhre in die Blase eingeführt und am Körper mit Pflaster fixiert. Es gibt viele verschiedene Arten von Messkathetern bis hin zu digitalen Microtip-Kathetern. Um sich alle Optionen für eine ideale Messung offen zu halten, wird ein Katheter mit drei Lumen und sogenannten Abstandsringen verwendet, um am Ende der Messung die Möglichkeit zu haben, noch Urethra-Druckprofile durchführen zu können.

Ein zweiter Katheter wird in den Enddarm eingelegt, um den Abdominaldruck zu erfassen. Mit dem Rektalkatheter kann man feststellen, ob sich die Blase spontan oder unter Einsatz der Bauchpresse entleert.

Prüfen des Analreflexes

Beim Einlegen ist es wichtig, darauf zu achten, ob der Ano-Rektal-Reflex vorhanden ist (spontaner Verschluss des Sphinkters beim Einführen des Katheters).

Ableitung der Beckenbodenaktivität

Auf der Haut im Dammbereich werden zwei Klebeelektroden angebracht (EMG) (▶ **Kapitel 6.5.1**), eine Neutralelektrode auf muskelarmes Gebiet an der Oberschenkelinnenseite, mit denen die Beckenboden- und Schließmuskelaktivität gemessen werden. Diese werden nach Möglichkeit noch einmal extra mit Klebestreifen fixiert, da sie sich teilweise während der Untersuchung durch Schweiß oder Urin lösen, und dann falsche Ergebnisse liefern. Sehr selten ist es in einigen Bereichen der Neurourologie nötig, sogenannte Nadelelektroden zu verwenden, die mit einer sehr kleinen und dünnen Nadel direkt in den Muskel eingebracht werden.

Alle Katheter und Elektroden werden an das Urodynamik-Gerät angeschlossen und kalibriert, das heißt, die Druckelemente werden standardisiert auf die Höhe des oberen Beckenkamms ausgerichtet, hier zur Atmosphäre (Raumluft) hin geöffnet und zum Patienten hin geschlossen.

Nullabgleich

Über das Urodynamik-Gerät wird nun ein sogenannter Nullabgleich von dem Druck in der Blase (P_{ves}) und dem Druck im Abdomen (P_{abd}) durchgeführt. Bei der Verwendung von Microtip-Kathetern muss der Nullabgleich unter sterilen Bedingungen vor der Einlage des Katheters in Höhe des oberen Beckenkamms erfolgen. Es führt zu Fehlmessungen, wenn der Nullabgleich mit dem liegenden Katheter durchgeführt wird.

Blase füllen

Die Blase wird nun über den Katheter mit einer körperwarmen NaCl 0,9 %-Lösung mit physiologischer Geschwindigkeit gefüllt. Bei einer Videourodynamik erfolgt die Füllung über ein Gemisch aus NaCl 0,9 % und Kontrastmittel.

4.3 Zystomanometrie/Urodynamik

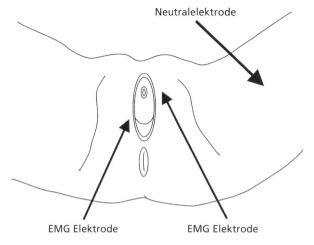

Abb. 4.2:
EMG-Elektroden bei der Frau

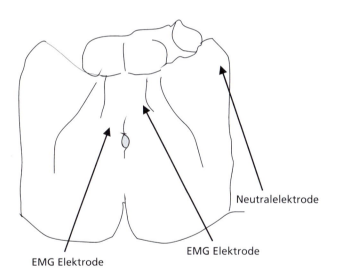

Abb. 4.3:
EMG-Elektroden beim Mann

> Eine Formel hilft als grobe Orientierung zur Errechnung der Füllgeschwindigkeit: Kilogramm Körpergewicht dividiert durch vier ergibt die Füllungsrate in ml/Min.
> Beispiel: 100 kg: 4 = 25 ml/Min
> Für einen Erwachsenen mit 100 kg also ca. 20 bis 25 ml/Min.

4 Urologische Diagnostik

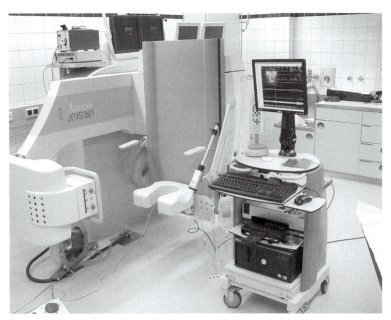

Abb. 4.4: Urodynamik, Durchführung

4.3.3 Die drei Phasen der Urodynamik

Phasen der Urodynamik

Die drei Phasen der Urodynamik sind: Füllphase, Speicherphase und Entleerungsphase. Der Patient muss während der Füllphase, die ca. 20 bis 30 Minuten beträgt, jeden Harndrang ansagen.

- Das erste Wahrnehmen von Harndrang, welches aber durch Ablenkung wieder vergeht.
- Der erste stärkere Drang, der auch durch Ablenkung nicht vergeht.
- Normaler Harndrang, der einen überlegen lässt, wo sich die nächste Toilette befindet.
- Sehr starker, nicht auszuhaltender Harndrang, bei dem man, zum Beispiel im Theater, 20 Minuten vor der Pause aufstehen würde, um auf die Toilette zu gehen. Dies entspricht der maximalen Blasenkapazität.

Füllphase

Während der Füllphase ist es wichtig, den Patienten regelmäßig zum Husten aufzufordern, um den eventuellen Urinverlust zu registrieren. Die abgehende Menge kann allerdings manchmal so gering sein, dass es nötig ist, beim Husten des Patienten hier einmal hinzuschauen.

Bei einer *Videourodynamik* werden in den verschiedenen Füll-, Speicher- und Entleerungsphasen Durchleuchtungsbilder gemacht, denen außerdem ein Leerbild vorausgeht.

Blasenentleerung

Bei einer *Zystouroflowmetrie* wird der Patient bei maximaler Füllung aufgefordert, auf dem Untersuchungsstuhl (eventuell unter Röntgenkontrolle) Wasser zu lassen, bis er das Gefühl hat, dass die Blase komplett entleert ist.

Liegt der Patient und kann somit kein Uroflow gemessen werden, handelt es sich um eine *Zystomanometrie*. Diese zeigt, wann die maximale Blasenkapazität erreicht wurde. Ebenso werden eine unwillkürliche Detrusorkontraktion, die maximale Blasenkapazität und ein urodynamisch verifizierter Urinverlust bei Stress oder durch Hyperaktivität dargestellt.

Nach der Miktion erfolgt eine *Restharnkontrolle* über einen Einmalkatheterismus. Je nach Restfüllmenge reicht oft auch eine Ultraschallkontrolle. Im Röntgenbild kann der Restharn auch kontrolliert werden. Eventuell ergibt sich durch das Untersuchungsergebnis noch die Notwendigkeit, ein »*Ruhe- und Stress-Profil*« der Harnröhre durchzuführen. Hierfür wird die leere Blase nochmals mit ca. 200 ml Flüssigkeit gefüllt, der Katheter dann in eine spezielle Rückzugsvorrichtung eingeklemmt, um dann kontrolliert langsam (1 mm/sec.) aus der Harnröhre gezogen zu werden. Dies geschieht einmal im Ruhezustand und einmal unter simuliertem Stress. Dieser wird durch »stakkatoartigen« Husten auf Kommando erzeugt.

Wichtig ist, den Patienten zu informieren, dass die Rückzugsvorrichtung nicht mit ihm in Berührung kommt, da es gerade für weibliche Patienten erst einmal erschreckend ist, was für ein Instrument vor ihnen platziert wird. Die Rückzugseinrichtung wird vor jedem Patientengebrauch desinfiziert. Der Patient darf während des Ruheprofils nicht reden, um Verfälschungen auszuschließen. Die Untersuchung ist nach Abschluss der Messungen, Prüfung auf deren Verwertbarkeit, Dokumentation der Ergebnisse sowie Entfernung aller Katheter und Elektroden beendet.

Patienteninformation

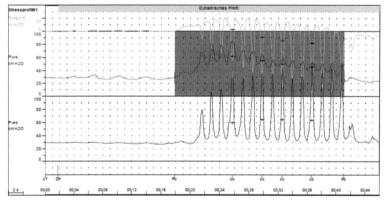

Abb. 4.5:
Stressprofil,
Urodynamik

Die urodynamische Messung ist, nach entsprechender Schulung, ohne permanente Anwesenheit eines Arztes durchführbar. Vor dem endgül-

Professionelle Teamarbeit

tigen Entfernen der Katheter sollte der zuständige Arzt die Messung auf Verwertbarkeit prüfen.

Der Patient sollte darüber informiert werden, dass er sofort nach der urodynamischen Untersuchung reichlich (> 1 l) trinken sollte, um einer nach der Manipulation mit dem Katheter möglichen Infektion vorzubeugen. Ob eine antibiotische Prophylaxe sinnvoll ist, wird vom Arzt im Einzelfall geprüft.

> Der Patient wird informiert, dass ein leichtes Brennen beim Wasserlassen nach der Untersuchung völlig normal ist und rasch wieder vergeht. Falls Beschwerden, wie anhaltende Störungen beim Wasserlassen, Blutungen aus der Harnröhre, starke Schmerzen oder Fieber auftreten, muss der Patient allerdings umgehend seinen Urologen wieder konsultieren!

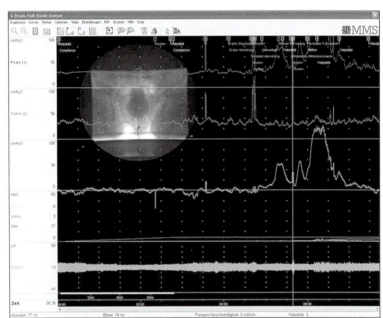

Abb. 4.6: Urodynamik Kurve

4.3.4 Besonderheiten bei urodynamischen Messungen

Suprapubische Messung

Bei Patienten mit permanenten suprapubischen Fistelkathetern (Bauchdeckenkatheter) kann die Messung eventuell auch über diesen durchgeführt werden. Hierfür muss ein Dreiwegehahn zwischengeschaltet sein, da Füllung und Messung über einen Kanal gleichzeitig erfolgen. Die dadurch entstehenden Artefakte werden durch zwischenzeitlich kurzes Pausieren der Füllung ausgeglichen.

Bei Patienten nach Rektumamputation und Colostoma wird der Patient im Vorfeld darüber aufgeklärt, dass er zur Messung nüchtern erscheint. Je nach Art der Stomaanlage sollte eventuell am Abend vorher eine Darmspülung durchgeführt werden. Die Einlage des Rektalkatheters muss sehr sorgsam durchgeführt werden, eventuell reicht auch ein dünner Absaugschlauch oder eine Ernährungssonde aus, die nur wenige Zentimeter eingelegt wird.

Spezielle und individuelle Anforderungen

> Kommt es bei Patienten zu Kreislaufproblemen, werden die Vitalzeichen kontrolliert und entsprechende Erstmaßnahmen eingeleitet. Je nach Zustand des Patienten kann anschließend weiter gemessen werden. Bei Patienten mit einer neurologischen Blasenentleerungsstörung (Querschnittslähmung unter anderem) sind die Kreislaufparameter oftmals die einzige Form der »Wahrnehmung« eines Blasengefühls. Eine kontinuierliche Kontrolle der Vitalzeichen ist bei diesen Patienten unerlässlich.

4.4 Zystoskopie

Die Zystoskopie ist die Spiegelung der Harnblase mithilfe eines flexiblen oder starren optischen Instruments. Da es wesentlich komfortabler für Patient und Untersucher ist, kommt – wenn möglich – bei männlichen Patienten ein flexibles Urethrozystoskop zur Anwendung.

Blasenspiegelung

Indikation

Die Zystoskopie dient zur Diagnostik von Veränderungen der Harnblasenschleimhaut, wie Tumoren, oder zum Entfernen von Fremdkörpern, zum Beispiel eingelegter Harnleiterschienen. Andere Indikationen können rezidivierende Harnwegsinfektionen, interstitielle Zystitis, Tumornachsorge nach Entfernung von Blasentumoren, Hämaturie zum Nachweis der Blutungsquelle und Ausschluss eines Blasentumors sein.

Indikation

Oberstes Gebot ist die Einhaltung steriler Bedingungen während des Eingriffs! Der Patient wird in Steinschnittlage positioniert. Bei einer flexiblen Urethrozystoskopie kann diese auch in Rückenlage durchgeführt werden. Es wird mit einer ausführlichen Desinfektion des äußeren Genitals nach Standard begonnen. Der Patient wird mit einem sterilen Schlitztuch und eventuell zwei Beinlingen abgedeckt. Eine lokale Betäubung der Harnröhre wird zum Beispiel mit 10 ml Instillagel® vorgenommen und sollte mindestens fünf Minuten einwirken.

Vorgehen

Beim Mann Um das Herauslaufen aus der Harnröhre zu verhindern, kann diese beim Mann mit einer speziellen Penisklemme abgeklemmt werden.

Bei einer starren Urethrozystoskopie wird das Instrument beim Mann aufgrund der längeren Harnröhre immer unter Sicht mit einer 0°-Optik und kontinuierlichem Fluss körperwarmer steriler NaCl 0,9%-Lösung eingeführt und erlaubt eine direkte Beurteilung der Harnröhre, des Sphinkters sowie der prostatischen Harnröhre. Anschließend wird für die Beurteilung der Harnblase auf eine 70°-Optik gewechselt.

Bei der Frau Bei der Frau wird das Instrument mit einem Obturator durch die Harnröhre in die Blase eingeführt, danach wird dieser durch eine Winkeloptik, Standard 70°-Optik, ausgewechselt, wodurch eine vollständige Beurteilung der Blasenwand einfacher möglich ist. Die Beurteilung erfolgt standardisiert und sollte immer eine Inspektion der Ureterenleiste und der Harnleitermündungen (Ostien) beinhalten.

Beurteilung Zystoskope sind an einer starken Kaltlichtquelle angeschlossen. Die Harnblase wird idealerweise mit körperwarmer NaCl 0,9%-Lösung aufgefüllt und kann dann im entfalteten Zustand beurteilt werden. Über einen Arbeitskanal können nicht mehr benötigte Ureterschienen oder auch Fremdkörper mittels Fasszange unter Sicht entfernt werden.

> Nach der Untersuchung muss der Patient zu einer ausreichenden Flüssigkeitszufuhr angehalten werden, damit die ableitenden Harnwege gut durchspült werden. Für den Patienten ist wichtig zu wissen, dass ein leichtes Brennen beim Wasserlassen nach dem Eingriff normal ist. Der Patient muss für die Zystoskopie nicht nüchtern, jedoch frei von akuten unbehandelten Harnwegsinfekten sein (Hautmann 2010, S. 75ff.).

4.5 Ureterorenoskopie (URS)

Harnleiterspiegelung Die Spiegelung der Harnleiter und des Nierenbeckenkelchsystems wird Ureterorenoskopie genannt.

> Der Eingriff wird immer in Vollnarkose durchgeführt. Die Vorbereitung entspricht der einer Zystoskopie.

Verwendet wird je nach Indikation ein starres, semirigides (ein starres, aber bis zu einem bestimmten Punkt biegsames) oder flexibles Ureteroskop mit dem Veränderungen des Harnleiters und des Nierenbeckenkelchsystems beurteilt werden können. Bei therapeutischen Fragestellungen kommen gegebenenfalls noch zusätzliche Instrumente, wie Zangen, Laser usw. zur Anwendung.

Mögliche Gründe für eine Ureterorenoskopie können sein: Verdacht auf einen Harnleitertumor, hier können gezielt Gewebeproben und Zytologien entnommen werden. Bei Urolithiasis können mithilfe der Ureterorenoskopie punktgenau Harnleitersteine entfernt werden. Dies geschieht je nach Lage und Größe des Steins mithilfe spezieller Zangen oder Extraktionsgeräte. Ist dies nicht möglich, müssen größere Steine zerkleinert werden. Der heutige Standard hierfür sind spezielle Laser. Damit der Harnleiter durch die Manipulation nicht zu schwellen und zu einem Nierenstau führen kann, wird in den meisten Fällen eine Harnleiterschiene eingelegt. Sollten nach diesem Eingriff nicht alle Steinfragmente entfernt worden sein, können sich im Verlauf weitere Behandlungen, wie eine Re-URS oder eine ESWL (Extrakorporale Stoßwellenlithotrypsie) anschließen. Kleine Restkristalle werden in der Regel von selbst ausgeschieden (Hautmann 2010, S. 75ff).

Gleichzeitig Diagnostik und Therapie

4.6 Uroflowmetrie

Mit der Uroflowmetrie wird die Messung des Harnstrahls bezeichnet. Eine optimale Vorbereitung für ein aufschlussreiches Ergebnis ist eine gut gefüllte Harnblase mit mindestens 200 ml bei bestehendem Harndrang. Der Patient uriniert in eine spezielle Messapparatur, die das Volumen pro Zeit (ml/sec.) erfasst und das Ergebnis grafisch darstellt. Die charakteristischen Kurven geben wesentliche Informationen über die Art der eventuell vorliegenden Entleerungsstörung.

Harnstrahlmessung

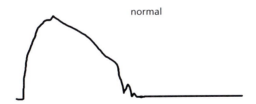

Abb. 4.7:
Uroflow normal

4 Urologische Diagnostik

Destrusorschwäche (Bauchpresse)

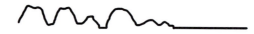

Abb. 4.8:
M. Detrusorschwäche (Bauchpresse)

Dyskoordinierte Miktion

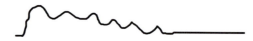

Abb. 4.9:
Dyskoordinierte Miktion

Prostata-Adenom

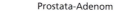

Abb. 4.10:
Prostata-Adenom

Urethra-Striktur

Abb. 4.11:
Urethra-Striktur

4.7 Uroflow mit EMG

Gleichzeitige Ableitung der Aktivität der Muskulatur

Bei einer mit EMG (Elektromyografie) kombinierten Untersuchung bekommt der Patient zusätzlich drei Klebeelektroden an den Beckenboden appliziert. Diese registrieren zusätzlich die Kontraktionen der Beckenbodenmuskulatur bei der Miktion. Angewandt wird dieses Verfahren häufiger im urotherapeutisch-kinderurologischen Bereich zum Ausschluss einer dyskoordinierten Miktion. Dadurch kann eine während der Miktion ausgeübte und damit pathologische Beckenbodenkontraktion festgestellt werden. Die Uroflowmetrie mit EMG ist essentieller Bestandteil der Urodynamik.

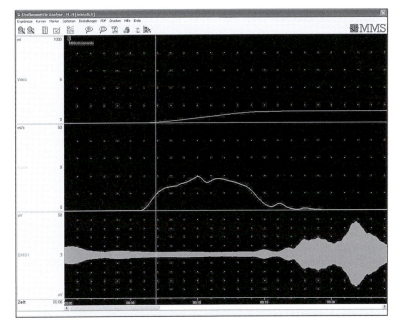

Abb. 4.12: Flow-EMG

4.8 Psychosomatische Aspekte

Psychosymptomatische Aspekte gibt es im urologischen Bereich häufig. Einige Verhaltensformen sind weithin bekannt, wie zum Beispiel der durch das Kältegefühl im Winter verursachte akute Harndrang. Dieser kann auch durch das Plätschern von Wasser hervorgerufen werden. Auch die »Reizblase« ist ein häufiges Symptom. Das Vorliegen einer psychosomatischen Problematik ist wahrscheinlicher, wenn sie anamnestisch nur am Tage auftritt und der Patient nachts oder in arbeitsfreier Zeit beschwerdefrei ist. Dahinter verbergen sich dann oft unbewältigte Stresssituationen und Ängste aus den verschiedensten Bereichen, wie Versagensängste, auch auf sexuellem Gebiet, Krebsangst usw. Gerade jüngere Menschen können hiervon betroffen sein, was sich durch den resultierenden Arbeitsausfall durchaus zum gesellschaftlichen und wirtschaftlichen Problem entwickeln kann.

Es ist wichtig, die Abgrenzung von urologischen und weiteren somatischen Problemen zu finden, was allein gelingt, wenn man sich die Zeit nimmt.

Auswirkungen des Kontrollverlusts

Empathie Es muss zwischen Betroffenem und Behandelnden ein Vertrauensverhältnis aufgebaut und das Problem offen besprochen werden. Dies erfordert von medizinischer und pflegerischer Seite viel Zeit und Empathie. Eine enge urotherapeutische Zusammenarbeit kann in diesen Fällen zweckdienlich sein und zum therapeutischen Erfolg führen. Konsequenterweise sollte der Patient möglichst immer den gleichen Ansprechpartner haben. Oft zeigen die Patienten selbst auf, wo ihr eigentliches Problem liegt. Bei intensiveren Gesprächen ist es nicht selten, dass der Patient auch selbst die Lösung für seine Probleme findet (Lange 2006, S. 88; Molinski 2001, S. 113ff).

Literatur

Arbeitskreis Geschichte der Urologie (Hrsg.) (2007): Urologie in Deutschland – Bilanz und Perspektiven. Heidelberg: Springer.
Hautmann, R. (2010): Urologie. 4. Aufl. Heidelberg: Springer.
Imhoff, A. B. (Hrsg.) (2001): MRT-Fortbildung Orthopädie 5. Darmstadt: Steinkopff.
Lange, R. (2006): Diagnostik und Therapie der Harninkontinenz in der gynäkologischen Praxis oder Pipilogie für Praktiker. 2. Aufl. Alzey: COMA.
Molinski, H. (2001): Zur Psychosomatik von Blasenentleerungsstörungen. In: Petri, E. (Hrsg). Gynäkologische Urologie Aspekte der interdisziplinären Diagnostik und Therapie. 3. Aufl. Stuttgart: Thieme, S. 213.
Palmtag, H., Goepel, M. & Heidler, H. (2007): Urodynamik. 2. Aufl. Heidelberg: Springer.
Petri, E. (Hrsg.) (2001): Gynäkologische Urologie Aspekte der interdisziplinären Diagnostik und Therapie. 3. Aufl. Stuttgart: Thieme.

Internet

http://www.dgu.de

5 Pflegerische Spezifika

E. Janhsen-Podien und K. Gitschel

5.1 Patientenedukation

Das folgende Kapitel widmet sich der Patientenedukation, dazu gehören die Themen Information/Aufklärung, Beratung, Anleitung, Schulung und Betreuung. Die Ermittlung einer Harnausscheidungsstörung sowie die Thematisierung mit einem betroffenen Menschen ist eine Aufgabe von großer Bedeutung in der Pflegepraxis (DNQP 2007). Ebenso notwendig wie eine individuelle Erhebung der Störung ist ein professioneller Umgang damit. Hier liegt tatsächlich ein großer Bedarf vor, aber auch ein hohes Potenzial von professionell Pflegenden für den Einsatz einer Patienten- beziehungsweise Zugehörigenedukation. Sie sollte Kernbestandteil eines professionellen Handlungsfeldes in der Pflege sein. In der Praxis allerdings findet sie bisher wenig Anerkennung und eher zurückhaltenden Einsatz. Es stellt sich dort häufig so dar, dass es jeder tun soll, aber keiner weiß, wann und wie.

Inhalte

Die Beratung beispielsweise wird seit jeher als originäre Aufgabe der Pflege verstanden, die Beratungstätigkeit und die Verpflichtung dazu wurden allerdings erstmals in der Novellierung von 2003 beziehungsweise 2004 im Kranken- und Altenpflegegesetz aufgeführt (Klie & Stascheit 2007).

Originäre Pflegeaufgabe

Generell ist es schwierig, die Begriffe der Patientenedukation exakt voneinander zu unterscheiden. Zum einen gehen sie in ihrer Definition ineinander über, zum anderen gibt es keine einheitlichen Begriffsdefinitionen. In der Praxis bauen sie inhaltlich aufeinander auf (▶ **Abb. 5.1**). In den folgenden Kapiteln erläutern die Autoren die Begriffe, stellen Inhalte bezogen auf die Problematik einer Harnausscheidungsstörung vor, skizzieren die zeitliche Durchführbarkeit und einen angebrachten Einsatz im pflegerischen Alltag und bringen die Verantwortlichkeit von Urotherapeuten in einen Zusammenhang. Die aufgeführten Fallbeispiele spiegeln Situationen aus der Praxiserfahrung wider, jedoch wurden alle Namen von den Autoren anonymisiert.

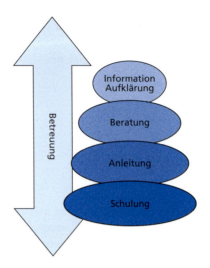

Abb. 5.1:
Patienten/Zugehörigen-
edukation im zeitlichen
Verlauf

5.2 Urotherapie

Definition und Historie

Ursprung Der Begriff »Urotherapie« ist die Bezeichnung einer Behandlungsmaßnahme, die sich ursprünglich im Bereich der Therapie von Kindern und Jugendlichen mit Blasenstörungen entwickelt hat. So definierte die Arbeitsgemeinschaft Urotherapie im Kindes und Jugendalter 2006: »Urotherapie ist Diagnostik, Behandlung und Betreuung von funktioneller und neurogener Blasenstörungen sowie Enuresis durch ein interdisziplinäres Team« (Janhsen 2012).

Definition Schaut man sich die Definition nach der ICCS (International Children Continence Society; Neveus et al. 2006) an, so wird dort Urotherapie als nicht chirurgisches und nicht pharmakologisches Behandlungsverfahren bei Harninkontinenz beschrieben. Das Therapieverfahren wird in einen Vergleich mit dem Begriff der »Rehabilitation der unteren Harnwege« gestellt, der häufig in der Behandlung von Erwachsenen zu finden ist. Urotherapie wird als ein umfassendes Gebiet beschrieben, in welchem sich verschiedenste Therapien und Maßnahmen, die von ausgebildeten Urotherapeuten oder anderen medizinischen Professionen durchgeführt werden, zusammenschließen. Es kommen unter anderem Elemente der kognitiven Verhaltenstherapie zur Anwendung.

Behandlungskonzepte Es wird die sogenannte »Standard-Urotherapie« von der »speziellen Urotherapie« unterschieden. Nach Konsensusgruppe Kontinenzschulung e. V. (KgKS; Bachmann et al. 2010, S. 25) werden in Anlehnung an die Definition der ICCS (Neveus et al. 2006) die Verfahren folgendermaßen beschrieben: »Die Standard-Urotherapie umfasst fünf wesentliche Elemente:

- Information und Entmystifizierung: Erläuterung der normalen Blasenfunktion und der individuellen Abweichung davon
- Instruktion zum optimalen Miktionsverhalten: zum Beispiel die Instruktion über die Notwendigkeit der regelmäßigen Miktion, die entspannte Position auf der Toilette, das Vermeiden von Haltemanövern
- Instruktionen zum Trink- und Ernährungsverhalten: zum Beispiel die Hinführung zur optimalen Gestaltung der Flüssigkeitszufuhr mit gleichmäßiger Verteilung über den Tag; Informationen über Präventionsmaßnahmen zur Verhinderung der Obstipation
- Dokumentation von Symptomatik und Miktionsmuster unter Berücksichtigung von Blasentagebuch oder anderen Protokollsystemen
- Regelmäßige Betreuung und Unterstützung: zum Beispiel Besuchs- oder Telefonkontakte, psychosoziale Begleitung

Standard-Urotherapie kann in verschiedenen Formen angeboten werden, die sich in Zeitdauer, Intensität und Gesprächssettings unterscheiden. Formen der Standard-Urotherapie sind der diagnostische Prozess, die Beratung, die urotherapeutische Instruktion und die Kontinenzschulung.

Die spezielle Urotherapie umfasst je nach Indikation spezielle Verfahren, wie die Instruktion zur Weckapparattherapie, Beckenbodentraining, Biofeedbacktraining, Anleitung zum Intermittierenden Katheterismus, Elektrostimulation und andere.«

Das Berufsbild des Urotherapeuten etablierte sich in den frühen 1980er Jahren, als sich der Bedarf nach einer professionellen Behandlung von Kindern und Jugendlichen mit rezidivierenden Harnwegsinfektionen, funktionellen und neurogenen Blasenentleerungsstörungen, Harninkontinenz und Enuresis zeigte. An zwei bedeutenden europäischen, kinderurologisch-/nephrologischen Zentren in Göteborg/Schweden und Utrecht/Niederlande entwickelte sich ein gemeinsames Behandlungskonzept. Da das Konzept erfolgreich angewendet wurde (Hoebecke 2006), verbreitete es sich, indem die Zentren in Utrecht und Göteborg Hospitationen und Fortbildungen anboten. So schlossen sich dem Behandlungskonzept in Göteborg zunächst vor allem verschiedene Zentren aus den skandinavischen Ländern an. Utrecht wurde zum praktischen Ausbildungszentrum für zum Beispiel Deutschland, Österreich und Belgien.

Entwicklung des Berufsbildes

Als erste Urotherapeutin in Deutschland arbeitete Elisabeth Gäbel in der Universitätskinderklinik in Essen nach diesem Konzept. Die Dipl.-Sozialpädagogin, Familientherapeutin und Kinder- und Jugendlichenpsychotherapeutin etablierte in den 1990er Jahren Urotherapie in Deutschland in Form des ersten Blasenschulungskonzepts zur Behandlung von Kindern/Jugendlichen mit funktioneller Harninkontinenz und

Entwicklung in Deutschland

deren Eltern. Unterstützt wurde sie dabei im Team vor allem von Prof. Olbing †, Kindernephrologe in Essen. Von dieser Zeit an wurde Essen zum praktischen Ausbildungszentrum für Urotherapie im deutschsprachigen Raum. Urotherapie hat sich mittlerweile als Behandlungskonzept bei Harnausscheidungsstörungen von Kindern und Jugendlichen im internationalen und nationalen Bereich etabliert. Auch Störungen der Darmausscheidung, als häufigste assoziierte Störung (Komorbidität) der Harninkontinenz (Bael et al. 2007; Bower et al. 2005), werden therapeutisch mit einbezogen.

Entwicklung multidisziplinärer Behandlungleitfäden

Aus multidisziplinärer Sichtweise ist mit der Urotherapie ein anerkannter Behandlungsleitfaden auf professioneller, standardisierter und teamorientierter Basis entstanden, bei dem die Patienten- und Zugehörigenedukation vordergründig ist. Urotherapie findet heute von psychotherapeutischer/pädagogischer Seite, wie auch immer häufiger von pflegerischer Seite in der Therapie und Betreuung von Kindern, Jugendlichen und deren Zugehörigen Anwendung. In Deutschland wird der Begriff der Urotherapie nun zunehmend auch im Zusammenhang mit einer Behandlung von Erwachsenen mit Darm- und Blasenschwäche als Synonym für die Patientenedukation verwendet (Janning 2008).

Professionalisierung von sogenannten »Urotherapeuten«

In Göteborg/Schweden und in Skandinavien werden seit mehr als 20 Jahren Urotherapeuten ausgebildet, welche die »Urotherapie« im Bereich der Behandlung von Kindern und Jugendlichen, aber auch im Erwachsenenbereich bis heute anwenden und weiterentwickeln.

Gründe zur Professionalisierung

National und international wird ein wachsender Bedarf einer professionellen Behandlung für die von Ausscheidungsstörungen betroffenen Menschen beschrieben (Hayder et al. 2008; Boelker et al. 2006). Die Patienten/Zugehörigenedukation kommt hier zum therapeutischen Einsatz. Daraus ergibt sich ein ebenso steigender Bedarf für Fort- und Weiterbildungsangebote (Janhsen et al. 2007). Hintergrund ist die Überzeugung, dass das Erlangen spezifischen Wissens pflegerisches Handeln beeinflussen kann. Neben Skandinavien weisen Länder wie die Niederlande, Beneluxländer, Großbritannien und Nordamerika seit vielen Jahren eine Fachspezialisierung im Bereich der Patientenedukation auf, welche auch dort vor allem im Aufgabengebiet der Pflege zu finden ist (Zegelin-Abt 2002). In den Ausbildungskonzepten und Aufgabengebieten von Fachpflegern für Inkontinenz, Kontinenzberatern, Kontinenzmanagern, Advanced Nursing Practice, Pediatric Urology Nurse Practitioner, Urology Nurse Specialist, Pediatric Urology Nurses Specialists oder Nurses Specialists lassen sich vielfach Gemeinsamkeiten zum Tätigkeitsfeld der Urotherapeuten erkennen.

Multidisziplinäres Vorgehen

Der professionalisierte Bereich der Patientenedukation bei Harnausscheidungsstörungen ist interdisziplinär sowie teamorientiert organisiert und die Spezialisten stammen weiterhin vornehmlich aus den Bereichen der Pflege, aber auch Teammitglieder aus der Physiotherapie,

Pädagogik, Psychologie, Medizin und Geburtshilfe gehören mittlerweile zu den Ausgebildeten und übernehmen Aufgaben als Urotherapeuten.

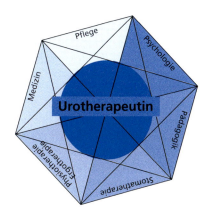

Abb. 5.2:
Beruflicher Hintergrund und multidisziplinäre Professionen im Team der Urotherapie (Bachmann & Claßen 2010)

Netzwerk der Urotherapie

In den letzten Jahren ist ein deutschsprachiges aktives Netzwerk für Urotherapeuten entstanden, in welchem sich sowohl Experten aus dem Kinder- und Jugendbereich, als auch aus dem Erwachsenenbereich austauschen. Es entstanden verschiedene, multidisziplinäre Arbeitsgruppen.

Für den Kinder- und Jugendbereich wurde ein erstes Konzept zur einheitlichen Diagnostik und Therapie im multidisziplinären Konsens entwickelt und veröffentlicht (Bachmann et al. 2010). Aus- und Weiterbildungskonzepte für den Behandlungsleitfaden »Urotherapie« und speziell für die Problematik der Inkontinenz wurden etabliert (▶ Kapitel 6). Im nationalen, wie im internationalen Bereich gibt es diverse Möglichkeiten eines professionellen Austauschs, der im Rahmen von Fachkongressen mit eigenständig organisierten Tagungsprogrammen der Pflegeexperten stattfindet.

Konzeptentwicklung

Die »Arbeitsgemeinschaft Urotherapie im Kindes- und Jugendalter«, wie auch die »Konsensusgruppe Kontinenzschulung e. V.« erarbeiten Standards (Bachmann et al. 2010) und laden zum jährlichen Austausch ein (http://www.kontinenzschulung.de; http://www.urotherapie.de).

Professioneller Austausch national

Unter www.urotherapie-bonn.de wird ein Austausch im Web angeboten und dort zu finden ist auch eine Liste von aktiven Urotherapeuten in Deutschland, Österreich und der Schweiz.

Das Klinikum Links der Weser in Bremen veranstaltet jährlich die sogenannte Urotherapeuten-Konferenz, bei der es in Vorträgen, Workshops und im Erfahrungsaustausch um Themen aus dem gesamten Bereich der Urotherapie im Kinder-/Jugend- und Erwachsenenbereich geht (www.klinikum-bremen-ldw.de).

Die Deutsche Kontinenz Gesellschaft e. V. veranstaltet als multidisziplinäre Gruppe jährlich eine Tagung, an der Fachpersonal aber auch Betroffene teilnehmen können. Der Verein kümmert sich um Zertifizierungen von Kontinenz- und Beckenbodenzentren, um fachliche Vernetzung, sowie um die Erstellung und Weitergabe von Fachbroschüren an Betroffene (http://www.kontinenz-gesellschaft.de).

Die Deutsche Gesellschaft für Urologie e. V. (DGU) veranstaltet jährlich einen Kongress, bei dem Fachbesucher angesprochen werden. Für Pflegekräfte werden separate Vorträge zur speziellen urologischen Pflege angeboten. Patienten und Fachbesucher können sich über das Urologen-Portal themenbezogen informieren (http://www.dgu.de).

Eine ausschließlich pflegerisch organisierte Fachtagung zur professionellen Kontinenzförderung wurde 2010 erstmalig an der Charité in Berlin von der Deutschen Gesellschaft für Pflegewissenschaft e. V., Arbeitsgruppe Pflegephänomen Inkontinenz ausgerichtet.

Professioneller Austausch international

International bieten europäische Arbeitsgruppen, wie die ESPU (European Society for Paediatric Urology), gemeinsam mit der internen Urotherapeutengruppe »ESPU-Nurses Group« einen jährlichen Kongress an, hier sind die multidisziplinäre Vernetzung, die gemeinsame Arbeit und der Austausch zwischen verschiedenen Fachdisziplinen vorbildlich organisiert (http://www.espu.org). Die ICCS (International Children's Continence Society) sorgt für Austausch in Form von Kongressen und Fachseminaren (http://www.i-c-c-s.org). Im Bereich der Urotherapie bei Erwachsenen sind die Arbeitsgemeinschaften EAUN (European Association of Urology Nurses) und ICS aktiv (http://www.uroweb.org).

5.3 Information und Aufklärung

Ziel und Definition

Bedeutung

Informationen haben das Ziel, auf neutrale Weise Wissen beziehungsweise einschlägige Kenntnisse zu vermitteln. Oftmals sind sie die erste Annäherung an ein Thema und dienen der Klärung offener Fragen. Der Begriff Aufklärung ist differenzierter und bezieht sich mehr auf ein sichtbar machen, das Vermeiden und den Schutz vor Risikofaktoren (Schmidt-Kaehler 2007, S. 56). Information und Aufklärung können als Basis für eine Beratung, Schulung und Anleitung von Patienten und Zugehörigen dienen.

Inhalte

Thematisch geht es mit dem Ziel der Demystifizierung um ein Angebot an den betroffenen Menschen für Erklärungen zu Ursachen und Auswirkungen der Harnausscheidungsstörung.

Auch die Klärung offener Fragen zum Verständnis der Störung sowie Wirksamkeit geplanter oder bereits laufender Therapien (beispielsweise Medikamenteneinnahme) sind Gegenstand im Kontakt mit Patienten und/oder Zugehörigen. *Wissensvermittlung*

Wissensdefizite führen dazu, dass Betroffene Harninkontinenz oftmals für eine normale Erscheinung im Alter halten. Ihnen ist nicht bekannt, welche Risikofaktoren wie Übergewicht, verschiedene Medikamente oder falsches Toilettenverhalten die Kontinenzsituation negativ beeinflussen können und welche präventiven Maßnahmen möglich sind.

In einem Aufklärungsgespräch sollen erste Möglichkeiten zur Krankheitsbewältigung aufgezeigt werden, indem zum Beispiel Angebote und die Anwendung von Hilfsmitteln (aufsaugende/ableitende Hilfsmittel, Toilettensitz) vorgestellt werden. Niedrigschwellige Informationen zu verschiedenen Anlaufstellen wie Selbsthilfegruppen oder zertifizierte Zentren und Beratungsstellen sind Gegenstand im Gespräch oder liegen zur Information bereit.

Die Vorstellung und Erläuterung von verhaltensändernden Maßnahmen für eine bestehende Störung oder auch für die Prävention fortlaufender oder sekundärer Erkrankungen im Zusammenhang zur primären Störung können ebenfalls mit einfließen (Trinkverhalten, Ernährung, Miktionsverhalten, Risiken und Vermeidung von Harnwegsinfektionen, angemessener Umgang mit Verhalten wie schweres Heben/Sport).

Organisation und Durchführung

Informationen und Aufklärungen können und sollten indirekt, also in schriftlicher beziehungsweise anschaulicher Form vorliegen. Viele Ärzte und Pflegekräfte können einen wichtigen Beitrag zur Aufklärung und Information leisten, indem sie diese in Form von Broschüren für Betroffene bereitstellen oder zugänglich machen. Insbesondere der Wartebereich ist ein Ort, an dem unaufdringlich Informationen ausgelegt und niedrigschwellige Informationsangebote gemacht werden können. Aber auch die Toilettenkabine eignet sich dafür. Ohne die Blicke anderer können Patienten dort Informationen zu Anlaufstellen oder Produkten erhalten. *Leichte Zugänglichkeit*

Der Patient entscheidet selbst, wie viele Informationen er zulässt und wie viel er über mögliche Hilfen erfahren möchte. Zudem ist dies ein kostengünstiges Angebot, das mit wenig Aufwand massiven Einfluss auf die Lebensqualität der Betroffenen haben kann. Schriftliche Hinweise auf Selbsthilfegruppen (Selbsthilfe Prostatakrebs e. V., Deutsche Kon- *Selbstbestimmung* tinenz Gesellschaft e. V.) sowie örtliche Kurse (Kurse der Volkshochschule, BeBo®-Gesundheitstraining) zum Beckenbodentraining, Bücher und Ratgeber oder Beratungsstellen könnten das Angebot ergänzen. Schriftliche Informationen sollten aktuell und geordnet ausliegen. Im Wartebereich sollte zu erkennen sein, wer bei Bedarf persönlich ansprechbar ist (interne Informationsflyer, Foto des Urotherapeuten/der Pflegefachkraft).

Im Internet finden sich zahlreiche Foren und Links zum Thema. Da einige Betroffene es vorziehen anonym zu bleiben, bietet ihnen das Netz die Möglichkeit zum Austausch und zur Informationsbeschaffung.

Aufklärung – Gegenstände und Hilfsmittel

Um Aufklärung zu verschiedenen Krankheitsbildern, wie Blasentumoren oder Inkontinenz zu ermöglichen, werden anatomische Tafeln und Modelle beispielsweise einer Pouchanlage oder Blasensenkung empfohlen. Diese können ebenso in Wartezimmern oder Aufenthaltsbereichen ausgestellt werden. In etwas geschützterer Umgebung (z. B. im Behandlungszimmer) kann ein Schaukasten mit Musterprodukten verschiedener Hersteller von Hilfsmitteln sehr hilfreich sein. Die Vielfalt der Hilfsmittel und Hersteller ist den meisten Betroffenen nicht bewusst. Ebenso sinnvoll ist ein Hinweis auf Bezugsquellen wie Sanitätshäuser und Apotheken in der örtlichen Umgebung sowie Informationen zur Finanzierbarkeit.

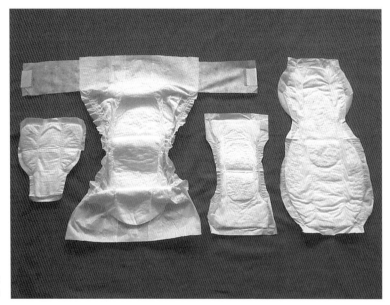

Abb. 5.3: Musterprodukte

Das Vorliegen einer Funktionsstörung im Bereich der Harnausscheidung kann mit erheblichen Unsicherheiten und Ängsten von Seiten der betroffenen Patienten oder/und Zugehörigen verbunden sein.

Ein Angebot zum ersten Gespräch sollte daher vorsichtig, aber konkret und verbindlich erfolgen. Es sollte in einem Raum stattfinden, der dem Respekt vor Wahrung der Intimsphäre entspricht und in dem ein ungestörtes Gespräch stattfinden kann, sei es noch so kurz. Eventuell muss oder kann einfach das Patientenzimmer genutzt werden, indem es entsprechend umfunktioniert oder vorbereitet wird (Besucher herausbitten ...). Ein Angebot zum Gespräch erfolgt durch den Urotherapeuten. Dabei sind Inhalte vorab durchdacht, im Team miteinander abgestimmt und sollten individuell auf einen möglichen Bedarf und Fähigkeiten des Patienten oder/und der Zugehörigen angepasst sein. Häufig reichen einmalig erteilte Informationen zum Störungsbild nicht aus und müssen wiederholt werden. Erfahrungsgemäß fällt es einigen Betroffenen leichter, Nachfragen aus ärztlichen Gesprächen an die Pflegefachkraft zu richten, ihr gegenüber scheint die Hemmschwelle diesbezüglich geringer zu sein. *Erstgespräch*

Das »richtige Timing« (Benner 2000) für eine erste Information und/oder ein Aufklärungsgespräch an den Betroffenen zum meist tabubesetzten Thema bestimmt dabei jedoch immer der Patient. *Das »richtige Timing«*

Informationsmaterialen, die im Warte- oder Behandlungszimmer zur Anschauung bereit liegen, können idealerweise auch im Gespräch genutzt werden.

Fallbeispiel Frau Müller
Frau Müller, 68 Jahre alt, ist die Ehefrau von Herrn Müller, der aktuell wegen einer pulmonalen Infektion in der Klinik aufgenommen wurde. Herr Müller, 69 Jahre, ist an einer Alzheimer Demenz erkrankt und wird zu Hause von seiner Frau gepflegt.

Laut letztem Bericht aus der urologischen Fachabteilung leidet Herr Müller seit zwei Jahren, in Folge seiner neurologischen Erkrankung, an einer zunehmend schlechten Wahrnehmung für die Blasenfüllung, es kommt nur noch selten zu eigenständigen Toilettengängen. Die für die Therapie seiner Grunderkrankung eingesetzten Medikamente stehen im Verdacht, sich zwangsläufig schlecht auf diesen Zustand auszuwirken (▶ **Kapitel 6.3**). Es besteht der Verdacht einer leichten Form der Harnretention mit Überlaufinkontinenz. *Ausgangssituation*

Frau Müller erbittet Hilfe zu Informationen bezüglich aufsaugender Hilfsmittel, da es bei Herrn Müller immer häufiger zu einer Harninkontinenz am Tag sowie in der Nacht kommt und sie die bisher genutzten Einlagen als unzureichend empfindet. Die betreuende Pflegefachkraft auf der Station gibt diese Information an ihren Kollegen weiter, der sich für Fragen bezüglich Harnausscheidungsstörungen verantwortlich fühlt. *Problembeschreibung*

Der Urotherapeut sucht Herrn und Frau Müller auf und verabredet ein Gespräch für den nächsten Tag. Da Herrn Müller zu diesem Zeitpunkt ein Zweibettzimmer alleine zur Verfügung steht, findet nach kurzer Absprache mit ihm und seiner Ehefrau das Informationsgespräch im Patientenzimmer statt. Der Urotherapeut bringt die *Vorgehen*

Schautafel (fahrbar) mit einer Übersicht der aktuellen Modelle von aufsaugenden Hilfsmitteln, Informationen und die Kontaktadresse einer Nachsorgefirma sowie die Krankenakte mit zum Gespräch. Gemeinsam werden die Hilfsmittel durchgegangen, die Herr Müller gewöhnlich nutzt. Es stellt sich heraus, dass Frau Müller bisher nicht bekannt war, dass die Saugkraft der Einlage verbessert werden kann, indem sie vor Anwendung durch ein einfaches, aber notwendiges Faltverfahren zur Aufsaugung aktiviert wird. Weitere Modelle, auch für die Nacht werden angesehen, Herr Müller, der an diesem Tag gut ansprechbar ist, erklärt sich einverstanden damit, dass er für die nächtliche Versorgung ein saugfähigeres, wenn auch größeres Hilfsmittel nutzen soll. Entsprechende Informationen zur Finanzierung, evtl. Zuzahlung und Informationsmaterial zum Produkt werden ausgegeben. Da Herr Müllers Entlassung für den nächsten Tag plant ist, empfiehlt der Urotherapeut eine Nachsorgefirma, die für weitere Bestellungen und bei Bedarf der Betreuung vor Ort zu Hause ansprechbar ist. Am Ende des Gesprächs erfragt der Urotherapeut weiteren Bedarf zur Information oder auch Beratung. Er erfragt, inwieweit sich Familie Müller ausreichend gut medizinisch für den Bereich der Ausscheidungsstörung versorgt fühlt. Frau Müller gibt an, Zusammenhänge und Ursachen der Inkontinenzproblematik noch nicht ausreichend verstanden zu haben.

Nachbetreuung

An dieser Stelle rät der Urotherapeut zu einer erneuten bzw. gezielten Untersuchung ihres Ehemanns, um die Verschlechterung der Inkontinenzproblematik abzuklären. Er bietet Hilfe für die Terminierung in einer urologischen Fachabteilung, darüber hinaus eine weitere Betreuung und eine eventuelle Beratung bei Bedarf an. Das Gespräch dauert insgesamt 30 Minuten, die Inhalte des Informations-/Aufklärungsgesprächs werden in der Akte notiert.

5.4 Beratung

Ziel und Definition

Beratung wird als Begriff sehr vielfältig und unterschiedlich verwendet. Gemeinsam ist allen Definitionen, dass sich zwei Individuen in einer Interaktion befinden.

Bedeutung

Damit die Interaktion eine Beratung ist, müssen dem Ratsuchenden vom Berater spezifische Lösungen beziehungsweise Handlungsoptionen für sein Problem angeboten werden. Diese sollen dem Ratsuchenden helfen, eine für ihn annehmbare Entscheidung frei treffen zu können. Eine Beratung ist somit ein dialogisches Gespräch gleichberechtigter Partner. Es ist ein zeitlich begrenzter Prozess auf der Grundlage einer professionellen Beziehung zwischen Urotherapeut und Patient, dessen individuelle Lebenswelt und Alltagsorientierung mit einbezogen werden müssen. Eine Beratung beinhaltet die Reflexion von eigenen Empfindungen, Bedenken und inneren Widersprüchen des zu Beratenden (Koch-Straube 2001).

Zeitumfang, Inhalte und Umgebung festlegen

Nach einer ersten Kontaktaufnahme, zum Beispiel über ein Informations- und Aufklärungsgespräch zu einem von Harnausscheidungsstörung betroffenen Menschen oder dessen Zugehörigen, kann ein Angebot zum ersten Beratungsgespräch erfolgen. Die Pflegefachkraft sollte dabei einerseits den inhaltlichen Beratungsbedarf erfassen und andererseits über Dauer und Organisation des Gesprächs (Einzel- oder Gruppengespräch, eingeschränkte Beratungszeit) informieren. Eine Beratung sollte freiwillig von dem betroffenen Patienten oder Zugehörigen in Anspruch genommen werden. *Zeitpunkt*

Die Wahl eines geeigneten Raums zur Wahrung der Intimsphäre spielt auch hier wieder eine zu beachtende und eine nicht zu unterschätzende wichtige Rolle. Vor der Planung des ersten Beratungsgesprächs ist eine Absprache oder Übergabe im mindestens ärztlichen/pflegerischen Team notwendig, um das Gespräch inhaltlich möglichst effektiv vorbereiten und durchführen zu können. Die Themen, Materialien und Dauer des Beratungsgesprächs sollten zunächst nach dem zu erwartenden individuellen Bedarf, den kognitiven Fähigkeiten und den Belastungsfähigkeiten des zu Beratenden vorbereitet werden. Damit kann die Beratung zielgerichtet und prozesshaft verlaufen. Es ist durchaus möglich, dass sich im Gespräch selbst zeigt, dass die Einschätzung bei der Vorbereitung im Vorfeld nicht passend vorgenommen wurde. Das Gespräch sollte in dieser Situation entsprechend angepasst werden und die gewonnenen neuen Informationen für die Organisation von Folgegesprächen genutzt werden. *Vorbereitungen*

Eine Beratung kann aus einem oder mehreren Beratungsgesprächen bestehen, die Gespräche können im Einzelsetting oder auch in einer Gruppe von Betroffenen stattfinden. Aktuelle Auswertungen von Befragungen zeigen, dass sich Frauen gleichgeschlechtliche Beratungspartner in Beratungssituationen wünschen, während Männer diesbezüglich keine Präferenzen zu haben scheinen. Für beide Geschlechter ist jedoch die Fachkompetenz der beratenden Person von Bedeutung. Die Vernetzung zu unterschiedlichen Berufsgruppen ist ebenso wünschenswert wie der altersspezifische Aufbau von Gruppenangeboten (Hayder & Schnepp 2009). Inkontinenz als ein Bespiel eines tabubesetzten Themas lässt einen erhöhten Beratungsbedarf der Betroffenen vermuten, dem professionell begegnet werden muss. *Beratungsform*

Mehrere Probleme treten hierbei auf. Einerseits wird beschrieben, dass Betroffene Zugänge zu Beratungsmöglichkeiten vermissen (Hayder 2005). Andererseits wollen sie sich nicht einmal dem Arzt gegenüber anvertrauen. Untersuchungen zeigen, dass es auch von professioneller *Hemmungen von Betroffenen*

Seite – also Ärzten/Pflegenden – schwer fällt, die Inkontinenz von sich aus zu thematisieren (Welz-Barth & Füsgen 2000). Letztendlich, um einer Stigmatisierung zu entgehen, versuchen Betroffene mit eigenen Strategien die Situation zu bewältigen. Ein sehr hoher Leidensdruck und ein verletztes Selbstwertgefühl der Betroffenen wirken häufig als Auslöser, so dass professionelle Beratung in Anspruch genommen wird. Auch eine Störung der üblichen Routine mit direkter Auswirkung auf eine Alltagseinschränkung kann Betroffene motivieren, erste Hilfe in einer Beratung zu suchen (Hayder 2005).

Fallbeispiel Frau Friedrich

Ausgangssituation
Frau Friedrich, 57 Jahre alt, leidet seit einigen Jahren an einer Belastungsinkontinenz, Grad I. Die Diagnose wurde im Rahmen der Behandlung durch ihren Gynäkologen gestellt. Bisher mochte sie sich nicht näher mit therapeutischen Möglichkeiten auseinandersetzen, sie benutzt Inkontinenzeinlagen.

Problembeschreibung
In diesem Winter leidet sie unter einer besonders schweren Erkältungskrankheit und erlebt darunter zunehmend, dass es während der Hustenanfälle zum Verlust von Urin kommt, der zeitweise nicht mehr komplett von einer aufsaugenden Vorlage aufgefangen werden kann.

Vorgehen
Als es erstmalig, im Beisein ihrer Freundinnen, zu einem solchen Verlust kommt, informiert sie sich mittels des Internets über ein Beratungsangebot zum Thema Harninkontinenz in ihrer Nähe.

Inhalte einer Kontinenzberatung

Eine spezielle Kontinenzberatung findet im Bereich der Harnausscheidungsstörung einen vielfachen Einsatz, exemplarisch ausgearbeitet beinhaltet sie folgende Themen:

W-Fragen
- »Was ist normal?«
- »Was ist gestört?«
- »Was kann ich tun?«
- »Was ist nicht sinnvoll?«

Erster inhaltlicher Schwerpunkt im Beratungsgespräch stellt die Übersicht zu den anatomischen Gegebenheiten und dem entsprechenden physiologischen Ablauf der Harnausscheidung dar, gefolgt von Erläuterungen zur Pathophysiologie. Im Einzelgespräch sollte die individuelle Pathologie des zu Beratenden im Vordergrund stehen, zum besseren Verständnis kann ein Vergleich zu anderen Inkontinenzformen aber durchaus hilfreich sein. Es können des Weiteren Zusammenhänge der Ausscheidungsstörung zu einer zugrunde liegenden Erkrankung hergestellt werden. Den strukturgebenden Fragen »Was ist normal?«, »Was ist gestört?« folgt nun die Frage: »Was kann ich tun?«. Unter diesem Aspekt werden dem Betroffenen sowohl Therapiemöglichkeiten als auch konkrete Therapieoptionen vorgestellt, wie zum Beispiel anschauliche und nachvollziehbare Maßnahmen für ein Alltagsmanagement bezüglich eines Trink- und Miktionsverhaltens (Umsetzung der therapeutischen Maßnahmen in den Alltag). Mitunter können bereits laufende Therapiemaßnahmen erläutert oder offene Fragen dazu aufgegriffen werden (zum Beispiel die Wirksamkeit und Durchführung des Biofeedbacktrainings). Ein Angebot zur Unterstützung und Anleitung bei der Durchführung ärztlich angeordneter Therapien und spezieller pflegerischer Maßnahmen werden möglicherweise dankend angenommen. Die Vorstellung von adäquaten Versorgungsmöglichkeiten (betreffend Hilfsmittel und Umgebungsfaktoren) wie auch ein Thematisieren von ungeeigneten Behandlungsmethoden – mit der Frage »Was ist nicht sinnvoll?« – gehören zum Beratungsgespräch, ebenso wie Informationen zur Prävention und zu Risikofaktoren (Bachmann et al. 2010).

Hilfreich in der Beratung können gezielte Fragestellungen von Seiten des Beraters sein. So kann eine vorsichtige Thematisierung über den Kontrollverlust des Ausscheidungsorgans dem Betroffenen helfen sich zu öffnen, um über Probleme im psychosozialen Bereich zu sprechen. Dazu gehören zum Beispiel die Auswirkungen für den Betroffenen, die sich durch seine Ausscheidungsstörung im Alltag oder im Beruf ergeben, die Einschränkungen für eine Teilnahme am sozialen Leben, der Wunsch zur Erhaltung des Selbstwertgefühls, das Problem des »Anders-Seins« sowie eventuelle Auswirkungen auf eine Partnerschaft. In der Beratung von pflegenden Zugehörigen sind die Themen Achtung und Respekt von großer Bedeutung. Die Rolle des Beraters liegt an dieser Stelle in einer psycho-emotionalen Begleitung des Betroffenen/Zugehörigen (Kuckeland et al. 2008).
Erfassen des Leidensdrucks

Wie schon zum Thema Information und Aufklärung erläutert, bietet sich spätestens zum Ende einer Beratungseinheit die Weitergabe von Kontaktadressen und Informationsmaterial für den zu Beratenden an. Den Austausch in Selbsthilfegruppen empfinden Betroffene als sehr hilfreich, erfahrungsgemäß scheint oftmals der Zugang zu ihnen unbekannt (Schäfer 2009). Gleich zu Beginn oder am Ende des Prozesses sollte das Angebot zur Möglichkeit eines erneuten Beratungsgesprächs stehen, ein zuverlässiges Betreuungsangebot mit entsprechenden Kontaktdaten sollte an den zu Beratenden weitergegeben werden.
Nachbetreuung

Fallbeispiel Frau Peters
Frau Peters, 45 Jahre alt, stellt sich in der urogynäkologischen Ambulanz wegen einer Harninkontinenz vor. Nach standardisierter Diagnostik wird bei ihr das Vorliegen einer Dranginkontinenz festgestellt. Im Anschluss an die Untersuchungen findet am gleichen Tag ein ärztliches Beratungsgespräch statt. Frau Peters wird dabei eine anticholinerge Therapie empfohlen, eine erneute telefonische Kontaktaufnahme bei Bedarf oder zur Absprache eines erneuten Termins wird ihr angeboten.

Frau Peters meldet sich vier Wochen später telefonisch und berichtet dem Urotherapeuten davon, dass ihr die medikamentöse Behandlung
Ausgangssituation

nicht geholfen habe. Sie erhält an dieser Stelle von Seiten des Urotherapeuten das Angebot für ein persönliches Beratungsgespräch, welches Frau Peters gerne annimmt. Es wird ein Termin für ein Gespräch von 60 Minuten verabredet, zu dem Frau Peters ein aktuell erstelltes Miktions- und Trinkprotokoll (über 48 Stunden) mitbringen soll.

Vorbereitung

Der Urotherapeut bereitet das Beratungsgespräch vor, indem er alle Informationen aufbereitet, die bisher von Frau Peters erfasst wurden. Im gezielten Teamgespräch besprechen der Urotherapeut und der behandelnde Urogynäkologe die erfassten Befunde und die weiteren Behandlungsmöglichkeiten, die für Frau Peters in Frage kommen könnten. Damit lässt sich die Ablaufplanung für die Intervention inklusive Materialien für das Beratungsgespräch gut bereitstellen.

Problembeschreibung

Frau Peters ist neben der Störung der Harnausscheidung eine gesunde Frau. Sie ist schlank und mehrfach in der Woche sportlich aktiv. Sie ist Mutter von zwei erwachsenen Kindern, Vollzeit berufstätig und lebt in einer festen Partnerschaft. Sie leidet sehr unter der Inkontinenz, sie empfindet ihre Lebensqualität dadurch als erheblich eingeschränkt. Zur Dranginkontinenz kommt es bis zu fünf Mal am Tag, so dass Frau Peters auf die Nutzung von Inkontinenzvorlagen angewiesen ist. Die Toilette sucht sie 10- bis 15-mal am Tag auf, in der Nacht kommt es bis zu dreimal pro Nacht zum Toilettengang. Störungen bei der Darmentleerung oder Harnwegsinfektionen gibt es keine.

Vorgehen

Das Beratungsgespräch findet in einem Besprechungsraum statt, in dem ein großer Schreibtisch und ein kleiner Tisch mit zwei Stühlen stehen. Das Gespräch findet am Tisch statt, auf dem Schreitisch liegen die Beratungsmaterialien zur Nutzung oder Demonstration bereit. Gleich zu Beginn wird noch einmal über die Zeit gesprochen, die für das Gespräch zur Verfügung steht und der Urotherapeut skizziert kurz, was er von seiner Seite aus vorbereitet hat. Zu Anfang ist Frau Peters sehr aufgeregt, sie ist unruhig, wirkt angespannt, ist sehr freundlich, aber zurückhaltend. Zunächst wird die Frage erörtert, ob es grundsätzlich noch Unklarheiten zu der Diagnosestellung Dranginkontinenz gibt. Frau Peters kann die Erklärungen zum Störungsbild gut nachvollziehen, hadert aber damit, dass es sie betrifft. Der Urotherapeut fragt an, ob sie gemeinsam Frau Peters individuelles Problem einmal genauer ansehen wollen und da diese zustimmt, schauen sie sich die mitgebrachten Miktions- und Trinkprotokolle sehr genau an. Diese zeigen zwei ähnlich strukturierte Tage. Häufige Toilettengänge mit einer maximalen Blasenkapazität von 120 ml pro Miktion wurden protokolliert, die gesamte Trinkmenge liegt bei 2500 ml am Tag, wobei diese abgesehen von einem Glas Wasser am Morgen und mittags überwiegend am Abend getrunken worden waren. Der Urotherapeut erklärt den Zusammenhang von geringen Blasenfüllungen mit konzentriertem Urin zu häufigem Harndrang. Zusammen ist es leicht erklärbar, warum

Frau Peters die Toilette in der Nacht aufsuchen muss, wenn sie am späten Abend 1000 ml getrunken hat.

Der Urotherapeut berichtet vom Einsatz eines Blasentrainings in Kombination mit einem Trinktraining – ein Programm, bei dem mithilfe von gezielt angewendeten Aufschubmechanismen kontinuierlich der Blasenmuskel zur besseren Speicherung trainiert wird. Von hohem Wert ist dabei die zusätzlich Unterstützung durch eine parallele Beckenbodentherapie. Zum Thema »Was ist nicht sinnvoll?« können der Urotherapeut und Frau Peters damit gemeinsam an der Frage arbeiten, dass es nicht nützlich ist, permanent dem ersten Gefühl von Harndrang Folge zu leisten. Die Einsatzmöglichkeit von Biofeedback und Elektrostimulation wird thematisiert, ebenso wie die Möglichkeiten von weiteren medikamentösen Therapien, welche der Urotherapeut aber zur fachkundigen Beratung an den Arzt bindet, diese Information jedoch als Angebot mitgeben kann.

Im Laufe des Gesprächs wird Frau Peters offener im Verhalten und ist zugewandt. Weiterhin ist sie unruhig, fast zappelig, sie geht zweimal während der Zeit des Gesprächs zur Toilette. Auch dieses Verhalten kann der Urotherapeut spontan mit in den Erklärungsansatz zur unruhigen Blase einbauen, woraufhin Frau Peters von alleine die Möglichkeit von Entspannungsübungen in das Gespräch mit einbringt, eventuell auch in Verbindung mit Beckenbodentraining.

Die letzten wenigen Minuten, die von der eingegrenzten Zeit noch zur Verfügung stehen, werden für die Auswahl von Infoflyern genutzt (wie Anbietern von Beckenbodentraining) und für die Begutachtung von aufsaugenden Vorlagen, die über eine Verordnung zu beziehen sind. Frau Peters berichtet in dem Zusammenhang, dass es ihr bisher zu unangenehm gewesen sei, nach einer Verordnung zu fragen. Der Urotherapeut macht Frau Peters Mut, diese Form von finanziertem Hilfsmittel für sich zu nutzen und macht deutlich, dass es für die Krankenkassen kein Problem und schon gar nicht ungewöhnlich sei, Verordnungen auch bei jüngeren Frauen zu finanzieren. Zuletzt fragt Frau Peters den Urotherapeuten nach seiner Meinung im Hinblick auf die am besten geeignete Therapie für sie.

Dieser kann Frau Peters mit gutem Gefühl und Zuversicht das Blasen- und Beckenbodentraining empfehlen und bietet ihr neben einer generellen Weiterbetreuung bei Bedarf eine Schulung zur Intensivierung der Maßnahmen an.

Fallbeispiel Herr Schulz
Nach der Operation eines nichtmetastasierten Prostatakarzinoms befindet sich Herr Schulz, 59 Jahre alt, in einer Rehaklinik zur Nachsorgebehandlung.

Zur Entfernung des Karzinoms wurde bei ihm eine radikale Prostatektomie in einer urologischen Fachklinik vorgenommen.

Nachbetreuung

Ausgangssituation

5 Pflegerische Spezifika

Vor der Operation wurde Herr Schulz sehr ausführlich über seine Krebsdiagnose, den anstehenden Eingriff und die Nachfolgeproblematiken aufgeklärt. Da sich seine Krebserkrankung im Rahmen einer Routineuntersuchung gezeigt hatte, lagen Diagnosestellung und der operative Eingriff terminlich nah beieinander. Herr Schulz kann sich postoperativ kaum an alle Informationen erinnern, die ihm hinsichtlich der möglichen Folgeschädigungen erläutert wurden.

Problembeschreibung — Als postoperativ der Dauerkatheter gezogen wird, stellen sich Probleme bezüglich der Blasenkontrolle ein, es kommt zu ungewohnten Irritationen, zu imperativem Harndrang und mehrfach am Tag zum unwillkürlichen Verlust von Urin. Herr Schulz kann sich daran erinnern, vorab über die Möglichkeit einer Harninkontinenz als zeitlich begrenzte Folgeerscheinung informiert worden zu sein, dennoch ist er entsetzt als er feststellt, dass ihn dieses Problem nun tatsächlich betrifft. Die Pflegefachkraft auf der Station übernimmt die erste Einweisung in die Nutzung von aufsaugenden Hilfsmitteln. Als Herr Schulz zum Aufenthalt in eine Reha-Einrichtung wechselt, wird ihm dort gleich ein Angebot zum Gruppen-Beratungsgespräch für den Umgang mit den Folgen nach radikaler Prostatektomie unterbreitet. Dieses Angebot nimmt er sehr gerne an und beginnt sofort zum nächstmöglichen Termin.

Vorgehen — Das Gespräch findet in einer Gruppe mit sechs weiteren betroffenen Männern und einem Urotherapeuten statt. Inhalt der Beratung ist die erneute Erläuterung zur Pathophysiologie, das heißt, zur Ursache für die Entstehung einer Harninkontinenz nach radikaler Prostatektomie (fehlende Schließfunktion, postoperative Blasenirritation ...). Daran ausgerichtet erklärt der Urotherapeut den Einsatz von regelmäßiger Flüssigkeitsaufnahme, den Zusammenhang und die positiven Auswirkungen auf die Blasenfunktion und auf einen geregelten Stuhlgang. Er erläutert einen richtigen Umgang mit der Blasenentleerung und den Nutzen eines Blasentrainings (Sitzposition, Zeitpunkt der Miktion ...). Außerdem geht er auf die Wirkungsweise des Beckenbodentrainings ein, erklärt den Sinn und Zweck und vertieft einzelne, alltagstaugliche Übungen des Programms, welches er als sinnvolle Therapiemöglichkeit empfiehlt. Eine Auswahl und der Umgang mit aufsaugenden und Hilfsmitteln werden zum »Anfassen« mitgebracht und vorgestellt. Der Urotherapeut gibt Informationen zur Finanzierung und Beschaffung von Hilfsmitteln. Das Gruppengespräch findet in einer geschützten Atmosphäre statt, so dass es zum Kennenlernen und Austausch unter den Männern kommen kann. Die Teilnehmer sollen spüren, dass sie mit ihrem Problem nicht alleine stehen (Brosemann 2011). Das Beratungsgespräch dauert ca. 60 Minuten. Gegen Ende bietet der Urotherapeut weitere individuelle Rücksprachen an, auch im Hinblick auf Themen wie die erektile Dysfunktion.

Weiterbetreuung — Auch eine Erweiterung des Beratungsgesprächs ist möglich. Herr Schulz bittet den Urotherapeuten um ein weiteres Gespräch im Beisein seiner Frau, damit auch sie sich ein Bild von der Auswahl unterschiedlicher Hilfsmittel machen kann und ihn darin im häuslichen Umfeld unterstützen kann. Der Urotherapeut und Herr Schulz vereinbaren dafür einen Termin.

5.5 Anleitung und Schulung

Ziele und Definition

Durch die Anleitung eines Patienten oder Zugehörigen wird deren alltagspraktische oder pflegerische Handlungskompetenz erweitert.

Der Patient/Zugehörige wird zu einzelnen Vorgängen oder konkreten Tätigkeiten angeleitet, mit dem Ziel seine Selbstständigkeit zu erweitern oder beizubehalten (Hummel-Gaatz & Doll 2007, S. 33). Jede Anleitung bedarf einer begleitenden Schulung. In der Anleitung stehen Handlungen und Fertigkeiten im Vordergrund, die Schulung bietet die dazugehörige Sprache und sorgt für das Verständnis lösungsorientierter Veränderungen. Laut Klug-Redman (1996, S. 11) wird eine Schulung folgendermaßen definiert: Einer Patientenschulung geht zunächst eine Untersuchung des Lernbedarfs und der Lernbereitschaft des jeweiligen Patienten/Zugehörigen voraus. Es werden Aktivitäten eingeleitet, die geeignet sind, eine Veränderung im Wissen oder im Verhalten des Lernenden zu erreichen. Abschließend kommt es zur Aus- und Bewertung der Ergebnisse.

Bedeutung

Eine Schulung setzt sich zum Ziel, für Aufklärung zu sorgen, sie soll Unterstützung bieten, damit eine Einstellung zu einer zu verbessernden Situation aufgebaut werden kann. Die betroffenen Menschen sollen für die Wahrnehmung des eigenen Körpers sensibilisiert werden, die Entwicklung von Selbstmanagement-Kompetenzen wird gefördert und ein Lernprozess mit dem Ziel, eine Verhaltensänderung mit Alltagstransfer herbeizuführen, wird angeregt. Der Erwerb sozialer Kompetenzen und die Mobilisierung sozialer Unterstützungsressourcen werden gefördert. Die Lernziele beziehen sich auf den kognitiven Bereich (mit der Fragestellung: wie, was und in welchem Umfang ist der Betroffene geistig in der Lage zu lernen?), auf den affektiven Bereich (mit der Fragestellung: inwieweit ist er emotional in der Lage zu lernen?) und auf den psychomotorischen Bereich (mit der Fragestellung: welche körperlichen Fähigkeiten lassen ein Lernen zu?). Schulungen dienen der Prävention von Sekundärerkrankungen (Petermann 1997). Anleitung und Schulung beruhen auf einem prozesshaften Vorgehen, wobei ein solcher auch langfristig anhalten kann.

Zielsetzung

Inhaltlich geht es in einer Schulung also zusammenfassend um die Vermittlung von handlungsrelevantem Wissen zur Förderung des Selbstmanagements, um eine Steigerung der Therapiemotivation und um eine Stärkung der Selbstwirksamkeit. Des Weiteren sind die Ermittlung und

Inhalte

Einübung von Lösungsstrategien, sogenannte Copingstrategien, für eine selbstständige ressourcenorientierte Bewältigung der vorliegenden Ausscheidungsstörung von Bedeutung. Es werden reale Verhaltensänderungen eingeübt. Dabei wird der Prozess des Empowerments, also die Befähigung zum selbstbestimmten Handeln, im Rahmen der Schulung gefördert. Der Umgang und die Überwindung emotionaler Probleme werden thematisch mit einbezogen. Durch das Aufzeigen von verschiedenen Handlungsmöglichkeiten ist es den Betroffenen möglich, ein erfolgreiches Selbstmanagement durchzuführen und eine Motivation für Verhaltensänderungen aufrecht zu erhalten (Hayder & Schnepp 2009).

Organisation und Durchführung von Anleitung und Schulung

Individuelles Vorgehen

Zunächst sollten Lernbedarf und Lernbedürfnisse des Patienten/Zugehörigen erkannt werden. Es kann aber auch sein, dass sich der Patient seiner Defizite selbst bewusst ist. Das professionelle Team beobachtet daher, ob es einen Bedarf gibt oder ob ein Zugehöriger konkrete Hilfestellungen bei der Begleitung und Betreuung eines von Harnausscheidung betroffenen Menschen benötigt. Daraufhin ist zu klären, inwieweit beim Patienten/Zugehörigen eine Motivation zur Erweiterung von Wissen oder/und von Fähigkeiten vorliegt. Die Bereitschaft zu Veränderungen stellt eine unabdingbare Voraussetzung für die Durchführung sowie für den Erfolg einer Anleitung oder Schulung dar. Wichtig ist außerdem zu erfahren, über welche Lernvoraussetzungen der Patient/Zugehörige verfügt, ob er die Fähigkeit zu Entscheidungsfindung mitbringt und welche individuellen Bedürfnisse berücksichtigt werden müssen.

Gemeinsame Zielformulierung

Dementsprechend werden Lernziele festgelegt, sowohl von Seiten des Urotherapeuten als auch von Seiten des Betroffenen, an die Rahmenbedingungen und Methoden, nach denen angeleitet oder geschult werden soll, gekoppelt sind. Im folgenden Schritt des Lehrens und Lernens werden anhand von Lerntheorien vorhandene Fähigkeiten, Fertigkeiten oder Einstellungen erweitert (Koch-Straube 2001, S. 107ff). Im Unterschied zur Beratung, bei der dem Betroffenen eine Übersicht und Empfehlungen zur Therapie aufgezeigt werden, geht es in der inhaltlichen Planung für eine Anleitung/Schulung um konkrete Veränderungsvorschläge. Die jeweilige geplante Handlung wird dem Patienten/Zugehörigen vorgestellt, eigene Ziele werden vom Betroffenen formuliert und mit dem Urotherapeuten/der Pflegefachkraft abgestimmt. Ein besonderes Merkmal der Anleitung und Schulung ist die gezielte und individuelle Förderung von Handlungskompetenzen des Patienten/Zugehörigen kombiniert mit dem Erhalt von Fertigkeiten und Wissen, um neue Fähigkeiten zu erwerben oder bereits erworbene zu erhalten, mit dem Ziel Ausscheidungsstörungen zu kompensieren oder eine Kontinenzsituation verbessern zu können.

5.5 Anleitung und Schulung

Um zu überprüfen, ob die Lernziele erreicht wurden, werden nach Durchführung der Intervention die Ergebnisse evaluiert. Dies findet oftmals in Form von Fragebögen, Beobachtung oder Selbst- beziehungsweise Fremdbeobachtungsprotokollen statt. Gegebenenfalls erfolgt eine Korrektur von Lehr- und Lernprozessen durch Wiederholung der Intervention (Hummel-Gaatz & Doll 2007, S. 37ff). Jeder Anleitung und Schulung sollte mindestens ein Beratungsgespräch vorausgegangen sein, aus welchem sich der Bedarf der zeitlich intensiven Interventionen entwickelt. Entsprechend gelten auch hier alle Bedingungen bezüglich kommunikativer und organisatorischer Regeln, die bereits zum Thema Information, Aufklärung und Beratung beschrieben wurden. — *Evaluation*

Schulungen können in einer Gruppe oder im Einzelsetting stattfinden. Die Dauer einer Schulungseinheit sollte individuell, je nach Fähigkeiten des zu Schulenden geplant werden. Die Dauer von 90 bis 120 Minuten pro Einheit sollte aber nicht überschritten werden, allerdings ist es möglich, mehrere Schulungseinheiten an einem Tag durchzuführen. Schulungen werden interdisziplinär organisiert, der Urotherapeut führt die Anleitung/Schulung durch, andere Teammitglieder können bei Bedarf in die Schulung mit integriert werden (wie Ernährungsberater, Physiotherapeut, Arzt). Der Urotherapeut ist für die Absprachen und Koordination im Team zuständig. — *Schulungsformen*

Fallbeispiel Frau Schneider

Frau Schneider, 62 Jahre, leidet an einer Mischinkontinenz. Nach Abschluss der Diagnostik in der urologischen Fachabteilung nimmt sie dort einen Termin zur Anleitung in ein gerätegesteuertes Biofeedbacktraining wahr. — *Ausgangssituation*

Während des Schulungs- und Anleitungsgesprächs berichtet die Patientin dem Urotherapeuten von aktuellem Unwohlsein seit wenigen Tagen, einem Druckgefühl im Unterbauch, sie beschreibt einen auffällig üblen Geruch des Urins. Der Urinschnelltest des gewonnenen Mittelstrahlurins zeigt eine massive Ansammlung von Leukozyten, Nitrit und Erythrozyten im Urin. Nach kurzer Bestandsaufnahme der Vitalfunktionen (keine erhöhe Körpertemperatur, Kreislauf/Blutdruckkontrolle ohne Befund, Gewichtskontrolle für eine eventuell medizinische Behandlung) leitet der Urotherapeut die Patientin zunächst zur Untersuchung und zum Gespräch zum ärztlichen Kollegen weiter. — *Problembeschreibung*

Im Anschluss daran stimmen sich Arzt und Urotherapeut kurz über die weiteren Empfehlungen für Frau Schneider ab und in einem gemeinsamen Gespräch stellen sie der Patientin ihre Empfehlung für das weitere Vorgehen vor. Mittels eines Blasenkatheters muss zunächst nicht von außen kontaminierter Urin für eine Urinkultur gewonnen werden, eine antibiotische Therapie wird angesetzt (die nach Befund gegebenenfalls telefonisch korrigiert wird) und ein neuer Termin für in sieben Tagen wird vereinbart, um zu diesem Zeitpunkt die Anleitung zum Biofeedbacktraining fortzusetzen und den Urin — *Vorgehen* / *Weiterbetreuung* erneut zu kontrollieren. Frau Schneider erklärt sich mit diesem Vorgehen einverstanden.

Beim nächsten Termin geht es Frau Schneider deutlich besser. Themen der Schulung sind dann, neben dem Verständnis zur Anleitung des Biofeedbacktrainings, die Entstehung, Risiken und Vermeidungsmöglichkeiten von Harnwegsinfektionen aufzuarbeiten.

Themengebiete — Anleitungen und Schulungen im Bereich der Harnausscheidungsstörungen kommen in folgenden therapeutischen Anwendungen zum Einsatz: Bei der Einweisung in ein Biofeedbackgerät oder bei Elektrostimulationstherapie, bei Hilfsmittelversorgungen, wie der Fremd- oder Selbstkatheterismus, Anwendung von anderen ableitenden Hilfsmitteln, wie zum Beispiel Urinalkondome, bei der Durchführung eines Blasentrainings oder Toilettentrainings, bei speziellen Blasenentleerungstechniken, wie das Einüben von Doppeltmiktionen und bei allen individuell notwendigen Verhaltensänderungen.

»KISS«-Methode — Methodisch bietet es sich an, in Schulungen nach dem didaktischen Grundprinzip »KISS – Keep It Small and Simple (Gestalte es klein und einfach)« zu arbeiten. Das bedeutet beispielsweise: »Weniger ist oft mehr«, »Bilder sagen mehr als Worte«, »plastische Beispiele entwickeln und verwenden«, »eine klare Gliederung und einen roten Faden nutzen«, »Abwechslung im Ablauf und Arbeitsmaterial schaffen«, »verständliche, anschauliche Sprache verwenden«, »Darstellungen am Flipchart bieten sich an«, »Nutzung von Karteikarten«, »gute und textlich kurzgehaltene Folien/Präsentationen wählen«, nach dem Motto: »Pannen und Fehler machen sympathisch« (Lob-Corzilius 2007). Materialien für eine Anleitung werden in Form von Produktinformationen vielfach von den Hilfsmittel herstellenden Firmen angeboten. Sie eignen sich durchaus dafür, sollten aber in der Schulungseinheit gezielt ausgesucht mit einbezogen werden. Oftmals reichen einfache Zeichnungen oder Materialien, wie Trinkbecher oder beispielsweise ein Luftballon (zur Darstellung der Blasenfunktion), um körperliche Prozesse zu verdeutlichen und Maßnahmen daraus abzuleiten. Selbst- oder Fremdbeobachtungstagebücher sollten den Betroffenen zur Mitnahme angeboten werden, sie sollten grafisch ansprechend und in einem einfachen und gut verständlichen Format vorliegen.

Rituale — Rituale gehören dann zur Schulung, wenn es sich um einen längerfristig ausgelegten Schulungsprozess handelt. Sie fördern die Sicherheit und das Wohlbefinden des zu Schulenden und stellen eine Verbindungen zu den Inhalten aus der Schulung her. Rituale sind beispielsweise der Begrüßungstrunk, der Toilettengang und das Abfragen des Befindens (Blitzlicht) am Ende einer Schulungseinheit (Bachmann & Steuber 2010).

Fallbeispiel Herr Kluge
In der Kontinenzberatungsstelle meldet sich die Ehefrau von Herrn Kluge, 78 Jahre alt, und bittet um einen Hausbesuch.

5.5 Anleitung und Schulung

Ausgangssituation

Der kurzen Beschreibung ihres Anliegens lässt sich entnehmen, dass ihr Mann inkontinent ist und mit Einlagen versucht, die Situation zu bewältigen, was jedoch nicht immer gelingt. Der Urotherapeut der Kontinenzberatungsstelle vereinbart einen einstündigen Termin, um neben einer Beratung den Ehemann im Umgang mit Hilfsmitteln zu schulen und anzuleiten. Im Rahmen der Anmeldung wird das Ehepaar außerdem gebeten, vorhandene Arztbriefe und gegebenenfalls eine Medikamentenliste vorzulegen. Beim Erstbesuch erfährt der Urotherapeut im Rahmen der Anamnese, dass Herr Kluge vor zwei Jahren einen Insult hatte.

Problembeschreibung

Die Symptome, die Herr Kluge beschreibt, lassen auf eine Belastungsinkontinenz schließen. Aufgrund der Bewegungseinschränkungen hat Herr Kluge große Mühe mit dem Rollator bis ins Bad zu kommen, da dieses auch sehr klein ist. Herr Kluge ist bisher mit aufsaugenden Hilfsmitteln versorgt, die er in der Unterwäsche mittels Klebestreifen fixieren kann. Oftmals zeigt es sich aber, dass die vorhandene Saugstärke nicht ausreichend ist und die Wäsche nass wird. Ein weiteres Problem betrifft auch die Ehefrau. Herr Kluge wacht nachts zweistündlich auf, um Wasser zu lassen. Dies stört nicht nur seinen Schlaf, sondern auch den seiner Ehefrau. Insgesamt haben sich die beiden die letzten zwei Jahre sehr aus ihrem sozialen Umfeld und Freizeitaktivitäten zurückgezogen, um peinliche Situationen vor anderen vermeiden zu können.

Vorgehen

Diese Informationen bieten die Grundlage der nun folgenden Beratung zur Flüssigkeitseinfuhr und zum Toilettentraining. Der Urotherapeut verweist zudem auf eine urologische Abklärung und eine eventuelle medikamentöse Therapie. Anschließend berät er zu Möglichkeiten der Hilfsmittelversorgung. Größere Einlagen, mit einer entsprechenden Saugstärke, lehnt der Patient ab. Um ihn vor allem nachts zu entlasten, stellt er dem Patienten eine Urinflasche vor und zeigt die Abbildung eines Toilettenstuhls. Herr Kluge könnte sich vorstellen, die Urinflasche zu benutzen, möchte aber keinen Toilettenstuhl, da dieser so präsent wäre und jeder Besuch sein Problem sehen könnte. Schließlich stellt der Urotherapeut noch eine weitere Möglichkeit in Form eines Urinalkondoms mit Beinbeutelversorgung vor. Als er Anwendung und Funktion erklärt hat, zeigt sich Herr Kluge sehr interessiert, dies auszuprobieren, da der Urinbeutel diskret unter der Hose verborgen wäre.

Weiterbetreuung

In der Dokumentation wird festgehalten, dass ein zweiter Hausbesuch vereinbart wird, um das Urinalkondom anzupassen und Herrn Kluge in der Anwendung zu schulen beziehungsweise anzuleiten. Beim nächsten Hausbesuch hat der Urotherapeut verschiedene Musterprodukte dabei. Die richtige Größe und Durchmesser werden mittels Schablone ermittelt. Herr Kluge liegt auf dem Bett, als der Urotherapeut die Vorbereitungen durchführt. Nach der Rasur des Intimbereichs mit einem Einmalrasierer, um eine ausreichende Klebekraft zu erzielen und das Lösen zu erleichtern, wird ein passendes

Kondom ausgewählt und angebracht. Herr Kluge wird auf die Tragedauer von maximal 24 Stunden hingewiesen und auf die Wichtigkeit der Intimpflege. Außerdem werden ihm das Anstecken des Urinbeutels und dessen Entleerung gezeigt. Sollten sich Hautveränderungen zeigen, wird er angehalten, dies ärztlich abklären zu lassen. Der Urotherapeut beendet den Einsatz mit einem weiteren Termin für den nächsten Tag, um zu sehen, wie das Urinalkondom gehalten hat und wie der Patient damit zurecht kommt. Als er am nächsten Tag wieder kommt, berichtet Frau Kluge, das erste Mal seit langer Zeit nachts wieder durchgeschlafen zu haben. Herr Kluge entfernt unter Anleitung das Urinalkondom selbstständig. Nach der Hautkontrolle und Intimpflege wird er darauf hingewiesen, auf Seifen, Rasierschaum oder Ähnliches zu verzichten, um die Klebewirkung nicht zu beeinflussen. Mit Hilfestellung legt Herr Kluge das Urinalkondom nun alleine an. Der Urotherapeut zeigt sich beeindruckt, lobt Herrn Kluge für seinen Umgang mit dem Hilfsmittel. Da sich Herr Kluge in der Anwendung sicher zeigt und das Produkt geeignet scheint, füllt der Urotherapeut die Materialliste aus und klärt den Patienten über Kosten und Bezugsquelle auf.

Evaluation

Bei einem Telefonanruf eine Woche später gibt Frau Kluge an, sie unterstütze ihren Mann beim abendlichen Anlegen des Urinalkondoms. Der Umgang sei ihnen mittlerweile vertraut. Außerdem hätten sie vor, am Wochenende mal wieder einen Theaterbesuch zu machen.

Fallbeispiel Frau Jung
In der Sprechstunde eines Kontinenz-Zentrums stellt sich heute Frau Jung, 24 Jahre alt, vor. Sie sucht zum ersten Mal die Fachklinik auf, die Klinik liegt nicht unmittelbar in der Nähe ihres Wohnortes.

Ausgangssituation

Aus den mitgebrachten Berichten, wobei der letzte von einer urologischen Untersuchung von vor drei Jahren stammt, lässt sich herauslesen, dass Frau Jung mit einer Meningomyelocele im Lumbosakralbereich geboren wurde, bei Arnold Chiari Malformation Typ 1, ohne Hydrocephalus. Sie hat eine neurogene Blasenfunktionsstörung, mit mäßig hyperreflexivem M. detrusor und schlaffem Sphinkter, sowie eine Mastdarmstörung. Seit dem 14. Lebensjahr ist ein Tethered Cord Syndrom bekannt. Es kommt partiell mehr und weniger zur Harninkontinenz tags und nachts und zu rezidivierenden Harnwegsinfektionen, beide Nieren sind in ihrer Form und Funktion normal entwickelt. Die Darmentleerung erfolgt durch Ausräumen des Darms (häufig auch mit Fremdhilfe durch die Mutter), bei reichlich körperlicher Bewegung kann es zur Stuhlinkontinenz kommen. Anleitungen zum Darmmanagement wurden in der Vergangenheit begonnen, aber nicht konsequent fortgeführt. Seit dem 14. Lebensjahr führt Frau Jung einen intermittierenden Selbstkatheterismus (ISK) durch. Frau Jung ist Fußgängerin, sie ist orthopädisch mit Orthesen versorgt, nutzt aber für längere Wege einen Rollstuhl. Frau Jung ist ledig, sie lebt bei ihren Eltern. Ihren Schulabschluss hat sie mit einem Hauptschulabschluss beendet, seitdem arbeitet sie als Betreuerin in einer Behindertenwerkstatt. Der Facharzt trifft mit Frau Jung auf eine zunächst fröhliche, offene und wenig ängstlich wirkende Frau. Er beginnt die Untersuchung mit einem ausführlichen Anamnesegespräch, bei dem Frau Jung viele, der aus den Fachberichten ablesbaren Fakten bestätigt. Die Initiative zur heutigen Untersuchung war von Frau Jungs Mutter ausgegangen, die sie heute auch zum Termin, nach kurzer Rücksprache des Facharztes mit Frau Jung, beim Gespräch begleitet.

Frau Jung berichtet nun von aktuellen Schwierigkeiten mit der Blasen- und Darmentleerung, es komme doch schon einmal vermehrt zur Harn- und Stuhlinkontinenz, sie kann aber nicht sagen, ob es auch zu Harnwegsinfektionen kommt. Den Weg zum Arzt habe sie, wegen schlechter Erfahrungen bei Untersuchungen in der Vergangenheit, bisher gescheut. Ihre Mutter, die sich zunächst zurückgehalten hatte, mischt sich nun in das Gespräch ein und berichtet von wesentlich größeren Problemen, die ihrer Meinung nach vorhanden sind. Sie sieht einen Zusammenhang zwischen der Tatsache, dass sich ihre Tochter nur sehr unregelmäßig katheterisiere und dem Auftreten von Harninkontinenz, auch die Stuhlinkontinenz ignoriere ihre Tochter. Sie berichtet von einer extremen Geruchsbelästigung, die durch die mittlerweile konstante Inkontinenzproblematik entstehe, ihre Tochter aber nicht registriere. Sie berichtet von sozialen Problemen, ihre Tochter lebe isoliert, sie zeige so gut wie keine eigene Initiative und Bereitschaft, um ihre Krankheits- und soziale Situation zu verbessern. Ein innerfamiliärer Konflikt wird hier ganz offensichtlich, auf den auch Frau Jung zunächst äußerst gereizt und dann sehr emotional reagiert. Auf Nachfrage des Arztes gibt sie ihrer Mutter aber recht, sie bestätigt, dass sie häufig überfordert sei mit der regelmäßigen Pflege und Hygiene, sie fühle sich durch ihre spezielle Versorgungssituation in ihrer Lebensqualität extrem eingeschränkt. Die Mutter reagiert in dieser Situation sehr liebevoll auf ihre Tochter und kann tröstend und beruhigend auf sie einwirken. *Problembeschreibung*

Der Facharzt schlägt vor, die bereits im Vorfeld geplanten Untersuchungen, wie Urodynamik und Ultraschall zunächst durchzuführen, um ein vollständiges Bild der aktuellen Ausscheidungssituation zu erhalten. Er kündigt an, sie mit dem Urotherapeuten bekannt zu machen, der für ihre Betreuung in Zukunft verantwortlich sein könnte. Im Teamgespräch übergibt der Arzt die aktuellen Ergebnisse aus seinem Gespräch mit der Patientin an den Urotherapeuten, gemeinsam stimmen sie fortan mit der Patientin das weitere Vorgehen ab. *Vorbereitungen*

Die geplante Urodynamik kann an diesem Tag nicht stattfinden, vor der Ausführung zeigt sich, dass Frau Jung eine akute Harnwegsinfektion hat, die zunächst behandelt werden muss. Die Ultraschalluntersuchung der Nieren zeigt eine geringe Größendifferenz der Nieren und eine leichte Aufstauung im linken Nierenbecken bei gefüllter Blase. Nach Blasenentleerung durch den ISK ist der Befund in Ordnung. Frau Jung und ihre Mutter lernen den Urotherapeuten kennen und im Team mit dem Facharzt beraten diese Frau Jung und ihre Mutter, was die nächsten diagnostischen und therapeutischen Schritte sein könnten. Sie schlagen vor, dass ein neuer Termin zur Urodynamik nach Ausheilung des akuten Harnwegsinfekts stattfinden soll und eine angesetzte Harnwegsinfektionsprophylaxe zunächst einmal für eine infektionsfreie Zeit sorgen soll. Die Funktion der Nieren sollen im Blut geprüft werden, ein MRT der Wirbelsäule sowie eine Kontrolle der somatisch-sensorisch-evozierten Potenziale (SSEP) sollen wiederholt werden, um den Stand der körperlichen Funktionen und Störungen zu aktualisieren.

Vorgehen

Der Urotherapeut bietet Frau Jung eine Schulung mit mehreren Schulungseinheiten für die vorhandenen Ausscheidungsstörungen an. Er empfiehlt in diesem Rahmen eine Kombination mit einer Auffrischung für die Anleitung zum ISK und zum Darmmanagement. Auch der Mutter bietet er ein Schulungsgespräch an, schlägt aber vor, die Schulungen nicht gemeinsam stattfinden zu lassen, damit sich der Prozess des Selbstmanagements für Frau Jung effektiver gestalten kann. Mit diesem Diagnostik- und Therapieplan ist Familie Jung einverstanden. Zum nächsten Termin erhält Frau Jung die Aufgabe, ein ausführliches Trink- und Ausscheidungsprotokoll zu erstellen, bei Problemen mit dem Ausfüllen kann sie die Hilfe der Mutter in Anspruch nehmen.

Weiterbetreuung

So kommt es in den folgenden sechs Monaten zur erweiterten Diagnostik, aber auch zu acht Schulungs- und Anleitungseinheiten und mehreren kurzen, telefonischen Kontakten mit Frau Jung. Ihre Mutter trifft den Urotherapeuten zu zwei Schulungsgesprächen. Auch der Facharzt bleibt weiterhin bei Bedarf während der Schulungen ansprechbar. Im Rahmen der Schulungen wird schnell klar, dass für Frau Jung die Zusammenhänge zwischen Medikamenteneinnahme, Trinkverhalten und Kontinenzentwicklung nicht klar gewesen waren. Frau Jung lernt unter Betreuung nun sehr schnell und motiviert sich wieder regelmäßig und restharnfrei zu katheterisieren. Unter konsequenter Einnahme eines Anticholinergikums kann sie mit diesem Management kontinent bleiben. Nach vier Monaten wird sie zu Hause mithilfe einer Nachsorgefirma in das Bowle Management eingewiesen. Auch diese Unterstützung kann sie zu diesem Zeitpunkt gut annehmen, sie führt alle zwei Tage eine Darmspülung durch, zum Stuhlschmieren kommt es darunter gar nicht mehr. Zu einer zwischenzeitig angedachten psychotherapeutischen Betreuung von Frau Jung war es nicht gekommen, weil sich der Bedarf durch die regelmäßige, urotherapeutische Betreuung reduziert hatte.

Nachbetreuung

Mittlerweile können die Kontakte zwischen Urotherapeut und Frau Jung von zwischenzeitig alle sechs Monate auf einmal jährlich reduziert werden. Frau Jung hat nun aktuell mit eine Ausbildung zur Erzieherin begonnen.

5.6 Pflegerische Betreuung

Ziel und Definition

Betreuung heißt im weitesten Sinne, sich um jemanden kümmern und jemanden unterstützen. Der Begriff Betreuung wird in der Pflegewissenschaft nicht so präzise definiert wie beispielsweise die Beratung, jedoch steht sie für pflegerisches Handeln. Aus dieser Problematik heraus haben sich die Autoren an den Inhalten der Urotherapie orientiert und definieren die pflegerische Betreuung als eine Tätigkeit, die sich in allen Stufen der Patientenedukation wiederfindet.

Wie in der ▶ **Abbildung 5.1** dargestellt, beinhalten die Begriffe Aufklärung, Information, Beratung, Schulung und Anleitung gleichermaßen eine pflegerische Betreuung. Somit könnte die Betreuung auch als ein Kontinuum im Rahmen der Patientenedukation beschrieben werden. Dabei verfügt die Pflegefachkraft über ein pflegerisches Expertenwissen. Wünschenswert, soweit umsetzbar, ist eine gleichbleibende Bezugsperson für den Patienten und seine Zugehörigen. *Bedeutung*

Als *Ziel* der Betreuung ist die pflegerische Begleitung eines Patienten und gegebenenfalls seiner Zugehörigen über einen bestimmten Zeitraum zu verstehen. Dies kann beispielsweise die intermittierende Betreuung in einem Tageszentrum sein sowie bestimmte Betreuungskonzepte zu Krankheitsbildern, wie der Demenz oder die Betreuung zu einem bestimmten Pflegephänomen, wie zum Beispiel der Inkontinenz. *Betreuungsziele*

Urologische Betreuung

Die Intensität der Betreuung orientiert sich an den Bedürfnissen des einzelnen Patienten. Im stationären Bereich beginnt die präoperative Betreuung eines Patienten mit dem Erstgespräch, meist im Zuge der pflegerischen Anamnese. An dieser Stelle zeigt sich bereits, inwieweit der Patient eine Betreuung benötigt. Diese bezieht sich beispielsweise sowohl auf die Begleitung zu Untersuchungen als auch auf die psychische Betreuung. Weiterhin kann es im Rahmen der präoperativen Betreuung von Vorteil sein, dem Patienten vorab zu zeigen, wie er sich narbenschonend und rückengerecht hinlegen und aufsetzen kann und diesen Vorgang bereits einzuüben. Dies gilt genauso für das Einüben von Prophylaxen, wie etwa dem Atemtraining zur Pneumonieprophylaxe. Bei invasiven Eingriffen im kleinen Becken werden in vielen Einrichtungen außerdem präoperative Beckenbodenübungen durchgeführt, um dem Patienten die Wahrnehmung des Beckenbodens im »gesunden« Zustand zu ermöglichen. Die postoperative Betreuung umfasst die Vitalzeichenkontrollen, das Schmerzmanagement, die Wundversorgung und die Mobilisation. Typisch für die urologische Pflege ist die Kontrolle der verschiedenen Ableitungen in Form von Kathetern und Splints. *Stationäre Betreuung*

Viele Patienten verlassen die Klinik nach einer schweren Operation oder befinden sich in einem Zustand, in dem sie (vorerst) nicht in der Lage sind, für sich selbst zu sorgen.

Nachstationäre Betreuung — Die Pflegekraft hat somit die Aufgabe, den Sozialdienst der Klinik oder die Überleitungsfachkraft frühestmöglich (noch vor der Operation) über den Entlassungstermin des Patienten zu informieren und organisiert die nachstationäre Betreuung beziehungsweise Vorkehrungen für die Entlassung. Einen besonderen Betreuungsbedarf haben Patienten, die nach dem Krankenhausaufenthalt weiterhin auf Hilfsmittel angewiesen sind. Beispielsweise Patienten nach einer Stomaanlage (Urostoma). Ist der Patient in der Lage, sein Stoma selbst zu versorgen, benötigt er eine fachgerechte Anleitung und Schulung im Handling sowie Beratung zu den Produkten und zu seinem Verhalten im Alltag. Viele Kliniken kooperieren mit Sanitätshäusern oder Homecare-Unternehmen, die eine Erstversorgung mit Material und Weiterbetreuung im häuslichen Bereich übernehmen.

Betreuung Zugehöriger — Insbesondere im Bereich der Patientenedukation kann sich die Betreuung aber auch an die Zugehörigen richten. Sie sind oftmals in die pflegerische Betreuung involviert und müssen beraten, angeleitet oder geschult werden. Häufig geht es bei der postoperativen Pflege auch darum, die häusliche Situation bei Alleinlebenden durch einen ambulanten Pflegedienst zu stabilisieren, in Form von Grundpflege oder hauswirtschaftlichen Tätigkeiten. Nicht zuletzt schließt sie die Organisation der Anschlussheilbehandlung, Rehabilitation oder auch Kurzzeitpflege mit ein.

Urotherapeutische Betreuung

Inhalte — Ein Urotherapeut plant und koordiniert den gesamten Betreuungsprozess. Oftmals handelt es sich um eine mehrjährige Betreuung von Patienten und ihren Zugehörigen in Form eines Case Managements. Die Betreuung erfolgt über telefonische und persönliche Kontakte. Die Tätigkeiten der Betreuung sind vielfältig. Sie umfassen Terminvereinbarungen, das Zusammenstellen eines interdisziplinären Teams oder das Einberufen von Fallbesprechungen zur Absprache des weiteren Vorgehens. Aber auch Vermittlungstätigkeiten, wie beispielsweise den Kontakt zu einem Beckenboden-Spezialisten herstellen oder Auskünfte beim Hausarzt zur aktuellen medikamentösen Behandlung einholen, Besorgung und Anwendung von Hilfsmitteln oder eine Produktadaption zählen zu den Betreuungsaufgaben.

Literatur

Bachmann, H. & Claßen, M. (2010): Harn- und Stuhlinkontinenz bei Kindern und Jugendlichen. Bremen: Uni-Med.

Bachmann, H. & Steuber, C. (Hrsg.) für die Konsensusgruppe Kontinenzschulung im Kindes- und Jugendalter (2010): Manual für die Standardisierte Diagnostik, Therapie und Schulung bei Kindern und Jugendlichen mit funktioneller Harninkontinenz. Lengerich: Pabst Science Publisher.

Bael, A. M., Benninga, M. A., Lax, H., Bachmann, H., Janhsen, E., de Jong, T. P., Vijverberg, M. & Gool, J. D. van (2007): Functional urinary and fecal incontinence in neurologically normal children: symptoms of one ‹functional elimination disorder'? In: BJU Int. 99, 407–12.

Benner, P. (2000): Stufen zur Pflegekompetenz. Bern: Huber.

Boelker, T., Hegeholz, D. & Webelhuth, W. (2006): Außer Kontrolle. Leipzig: Tabea Noreiks – Edition Partikel.

Bower, W. F., Yip, S. K. & Yeung, C. K. (2005): Dysfunctional elimination syndromes in childhood and adulthood. In: BJU Int. 174, 1623–7.

Brosemann, A. (2011): Unterricht bei der Weiterbildung zum/zur Urotherapeutin. Klinikum Links der Weser, Bremen.

Deutsches Netzwerk für Qualitätsentwicklung in der Pflege (DNQP) (Hrsg.) (2007): Expertenstandard Förderung der Harnkontinenz in der Pflege. Entwicklung – Konsentierung – Implementierung. Osnabrück: Hochschule Osnabrück.

Hayder, D. (2005): Die Bürde der Scham. In: Nightingale. 4, 12–21.

Hayder, D., Kuno, E. & Müller, M. (2008): Kontinenz – Inkontinenz – Kontinenzförderung. Praxishandbuch für Pflegende. Bern: Huber.

Hayder, D. & Schnepp, W. (2009): Wie Betroffene und pflegende Angehörige den Alltag mit Harninkontinenz gestalten. In: Pflege und Gesellschaft. 14. Jahrgang. Heft 4, 343–362.

Hoebeke, P. (2006): Twenty Years of Urotherapy in Children: What Have We Learned? In: Eur Urol. 49, 426–8.

Hummel-Gaatz, S. & Doll, A. (2007): Themenbereich 3: Analyse und Vorschläge für den Unterricht. In: Warmbrunn, A. (Hrsg.): Werkstadtbücher zu Pflege heute, Unterstützung, Beratung und Anleitung in gesundheits- und pflegerelevanten Fragen fachkundig gewährleisten. München: Urban & Fischer.

Janhsen, E. (2012). Urotherapie. http://www.urotherapie.de/00000198640aab305/index.html, Zugriff am 11.07.2012.

Janhsen, E., Scholt, D. & Bachmann, H. (2007): Urotherapie – ein »neues« Arbeitsfeld im Gesundheitswesen. In: Die Schwester Der Pfleger. 46. Jahrgang. 10, S. 948–951.

Janning, M. (2008): Lifeline-Medizin im Internet, Urotherapie: Mit Verhaltenstraining gegen Blasenschwäche. http://www.special-harninkontinenz.de/harninkontinenz/alltag/lebensfuehrung/content-181401.html, Zugriff am 16.05.2011.

Klie, T. & Stascheit, U. (2007): Gesetze für Pflegeberufe 12. Aufl. Baden-Baden: Nomos.

Klug-Redman, B. (1996): Patientenschulung und -beratung. Deutsche Ausgabe: Osterbrink, J. (Hrsg.). Berlin, Wiesbaden: Ullstein Mosby.

Koch-Straube, U. (2001): Beratung in der Pflege. Bern: Huber.

Kuckeland, H., Scherpe, M. & Schneider, K. (2008): Beratung in der Pflege. Unterricht Pflege. 13. Jahrgang. Heft 3, S. 7.

Lob-Corzilius, T. (2007): Die W-Fragen der Vermittlung – oder was ist die didaktische Reduktion in der Patientenschulung, Vortrag 4. Bremer Tagung, 02.02.2007.

Neveus, T., Gontard, A. von, Hoebeke, P., Hjälmås, K., Bauer, S., Bower, W., Jørgensen, T. M., Rittig, S., Walle, J. V., Yeung, C. K. & Djurhuus, J. C. (2006): The Standardization of Terminology of Lower Urinary Tract Function in Children and Adolescents: Report from the Standardization Committee of the International Children's Continence Society. In: J Urol. 176, S. 314–24.

Petermann, F. (1997): Patientenschulung und Patientenberatung. 2. Aufl. Göttingen: Hogrefe.

Schäfer, D. (2009): Beratungs- und Unterstützungsbedarf von Frauen mit Harninkontinenz. In: Pflegewissenschaft. 1, S. 28–34.

Schmidt-Kaehler, S. (2007): Praxisleitfaden Patientenberatung. Planung, Umsetzung und Evaluation. Gütersloh: Bertelmann Stiftung.

Welz-Barth, A. & Füsgen, I. (2000): 1999 rerun of the 1996 german urinary incontinence survey: Will doctors ever ask? In: World Journal of Urology. Vol. 18, 436–438.

Zegelin-Abt, A. (2002): Patienten- und Familienedukation in der Pflege. http://www.patientenedukation.de/downloads/patienten-undfamilienedukation.pdf, Zugriff am 30.06.2011.

6 Maßnahmen zur Kontinenzförderung

6.1 Lebensqualitätsfördernde Maßnahmen/ Lifestyle Faktoren

K. Gitschel

Inkontinenz wird von vielen Faktoren begünstigt, ein den meisten unbekannter Faktor ist das eigene Verhalten. Gerade die medikamentöse Therapie zeigt eine positivere Wirkung, wenn sie mit verhaltensändernden Maßnahmen einhergeht.

Hilfreich, um die Harninkontinenz zu diagnostizieren und falsch angeeignetes Verhalten aufzudecken, ist ein Miktionsprotokoll (▶ **Abb. 6.1**). Der Patient, wenn nötig auch mit Unterstützung der Zugehörigen, führt dabei über mindestens 48 Stunden ein Protokoll über seine Ein- und Ausfuhr, einschließlich der Inkontinenzepisoden. Voraussetzung hierfür ist ein Auffanggefäß und ein vorgefertigtes Protokoll für die Dokumentation.

Miktionsprotokoll

Es gibt verschiedene Protokolle, die zur Anwendung kommen können, jedoch unterscheiden sie sich nur geringfügig. In dem in der ▶ **Abbildung 6.1** dargestellten Protokoll wird zunächst bei der entsprechenden Uhrzeit eingetragen, welches Getränk in welcher Menge zu sich genommen wurde.

Somit lässt sich die tatsächliche Trinkmenge bestimmen, die erfahrungsgemäß von den geschätzten Werten deutlich abweicht. Außerdem wird die Getränkeart festgehalten, die Aufschluss gibt, ob sie eine diuretische Wirkung hat oder nicht. Die weiteren Spalten sind für die Ausscheidung und verdeutlichen mit verschiedenen Symbolen beispielsweise die Stärke des Harndrangs, der dem Toilettengang vorausgeht. Auch der eventuelle Harnverlust wird aufgezeichnet. Die abgemessene Harnmenge gibt Aufschluss über die Blasenkapazität. Anhand der Uhrzeit ist somit nachvollziehbar, wie oft jemand zur Toilette geht. Um aussagekräftige Ergebnisse zu erhalten, ist das Führen des Protokolls über zwei Tage empfehlenswert. Hat man die physiologischen Angaben vor Augen, sind eine Blasenkapazität von 300–500 ml und circa sechs bis acht Toilettengänge am Tag im Normbereich (Versprille-Fischer 1997, S. 63). Die Ergebnisse des Miktionsprotokolls zeigen nun, welche Maßnahmen der Kontinenzförderung am geeignetsten scheinen.

Diagnostisches Instrument

Miktionsprotokoll

Name: Datum:

Uhrzeit	Trinkmenge, Getränkeart in ml	Harnmenge in ml	Drang + schwach ++ stark +++ sehr stark	Harnverlust + wenig ++ mäßig +++ viel W = Wechsel Einlage
08:00				
09:00				
10:00				
11:00				
12:00				
13:00				
14:00				
15:00				
16:00				
17:00				
18:00				
19:00				
20:00				
21:00				
22:00				
23:00				
24:00				
01:00				
02:00				
03:00				
04:00				
05:00				
06:00				
07:00				

Abb. 6.1: Miktionsprotokoll

In Anlehnung an den Expertenstandard zur Förderung der Harnkontinenz (DNQP 2007) und um eigene Erfahrungswerte ergänzt, werden im Folgenden die weiteren Maßnahmen beschrieben.

Flüssigkeitszufuhr Großen Einfluss auf die Harninkontinenz haben Faktoren wie Körpergewicht, Koffeinkonsum, Ernährung und die tägliche Trinkmenge. Die Trinkmenge sollte, soweit keine Kontraindikationen vorliegen, 1,5 bis 2,0 l – in Form von Wasser, Tee oder Fruchtsäften – betragen. Die gesamte Tagestrinkmenge sollte bis in den frühen Abend aufgenommen werden, um nächtliche Toilettengänge zu vermeiden.

Die 7-Becher-Regel Die sogenannte 7-Becher-Regel erleichtert es den Betroffenen, die angestrebte Tagestrinkmenge zu erreichen. Dabei werden sieben Becher beziehungsweise Gläser präsent aufgestellt. Die Größe der Trinkgefäße lässt sich an die angestrebte Gesamteinfuhr anpassen. Die sieben Becher sollen über den Tag verteilt getrunken werden und geben somit einen einfachen Überblick, was bereits getrunken wurde. Ein weiteres hilfreiches Vorgehen liegt darin, das Trinkgefäß niemals leer stehen zu lassen, sondern gleich wieder zu befüllen. Ist das Glas voll, neigt man eher dazu nochmals zu trinken, als wenn man erst einschenken müsste. Von Alkohol und koffeinhaltigen Getränken sollte aufgrund der diuretischen Wirkung abgesehen werden.

Ernährungsumstellung Im Hinblick auf die Ernährung sollte auf eine ausreichende Ballaststoffzufuhr geachtet werden, denn chronische Obstipation kann wegen der Nähe zwischen Rektum und Harnblase eine Drangsymptomatik begünstigen. Hier gilt es den Betroffenen die Situation zu erklären und gegebenenfalls eine Ernährungsberatung zu veranlassen.

Die Steuerung des Körpergewichts ist ebenfalls wichtig, denn Adipositas ist ein weiterer Risikofaktor für Inkontinenz. Durch den ständig erhöhten abdominellen Druck kann eine Inkontinenz ausgelöst beziehungsweise verstärkt werden.

Kleine Hilfestellungen im Alltag können die Kontinenzsituation von Patienten oftmals positiv beeinflussen, zum Beispiel in Bezug auf die Barrierefreiheit. Im häuslichen Umfeld stoßen Patienten schon auf dem Weg zur Toilette auf Hindernisse wie Badvorleger, Gegenstände und in der Toilette selbst mangelt es oftmals an Halterungen. Leicht zu öffnende Kleidung wie Klett- oder Reißverschluss anstelle von Knöpfen trägt zur Kontinenzsituation ebenso bei.

Anpassung der Umgebung und Sturzprophylaxe

6.2 Hilfsmittel

K. Gitschel

6.2.1 Verordnung von Hilfsmitteln

Die Situation zur Finanzierung von Hilfsmittel unterliegt ständigen Veränderungen. Deswegen möchte die Autorin an dieser Stelle nur einen groben Überblick geben. Im Fall der Inkontinenzversorgung mit Einlagen, -hosen tragen die gesetzlichen Krankenkassen die überwiegenden Kosten, wenn der Anspruch nach § 33 Abs. 1, SGB V erfüllt wird.

Weiteren Einfluss auf die Finanzierung haben die jeweilige Krankenkasse des Versicherten, die dort vorliegenden Verträge mit Sanitätshäusern, Apotheken und Herstellern sowie die eigene Zuzahlungspflicht beziehungsweise Zuzahlungsbefreiung des Versicherten. Nach § 36 SBG V zahlen die Krankenkassen nur für die Produkte einen gewissen Festbetrag, die von den Spitzenverbänden der Krankenkassen ins Hilfsmittelverzeichnis nach bestimmten Kriterien aufgenommen worden sind. Diese sind im Bundesanzeiger einsehbar (siehe § 139, SBG V).

Finanzierung von Hilfsmitteln

Die Pflegeversicherung finanziert bei vorliegender Pflegestufe Pflegehilfsmittel nach § 40 Abs. 1, SGB XI, die die Beschwerden des Pflegebedürftigen lindern oder seine Pflege erleichtern. Zum Verbrauch bestimmte Hilfsmittel sind unter anderem der Bettschutz oder saugende Betteinlagen. Technische Hilfsmittel umfassen Toilettensitzerhöhung, -stuhl, Urinflasche, Aufstehhilfe etc. Für diese Aufwendungen steht dem Versicherten ein monatlich festgelegter Betrag zu (SGB 2007; http://www.inkontinenz-selbsthilfe.de).

Hilfsmittel zur Inkontinenzversorgung

Hilfsmittel zur Versorgung bei Harninkontinenz haben die Funktion, zumindest eine »soziale« Kontinenz zu erreichen, das heißt, es wird sozialen und hygienischen Problemen entgegengewirkt (Füsgen & Welz-Barth 2004). Es werden drei Kategorien von Hilfsmitteln unterschieden, die nun näher erläutert werden.

6.2.2 Aufsaugende Hilfsmittel

Aufsaugende Hilfsmittel, körpernah

Aufsaugende Produkte sind anatomisch geformt und verfügen über einen Auslaufschutz und einen Saugkörper aus Zellulose und Superabsorber. Der Superabsorber hat darüber hinaus die Funktion, unangenehme Gerüche zu binden. Um das passende Produkt auswählen zu können, müssen neben der Schwere der Inkontinenz, die geistigen und körperlichen Fähigkeiten des Betroffenen ermittelt werden. Dazu gehören sein Leibesumfang, seine Mobilität und Einschränkungen durch Erkrankungen. Aufsaugende Produkte gibt es in der einteiligen Form, die meist über einen Klebestreifen fixiert (▶ **Abb. 6.2**) werden beziehungsweise als geschlossenes System, sogenannte Inkontinenzhosen oder Pull-Ons (▶ **Abb. 6.3**) oder als zweiteiliges System, bei dem die Einlage mit einer Fixierungshose kombiniert wird (▶ **Abb. 6.4**). Um die optimale Saugfähigkeit zu erreichen, ist das korrekte Anlegen des Produkts sehr wichtig (▶ **Abb. 6.5**). In der Praxis zeigt sich dabei ein

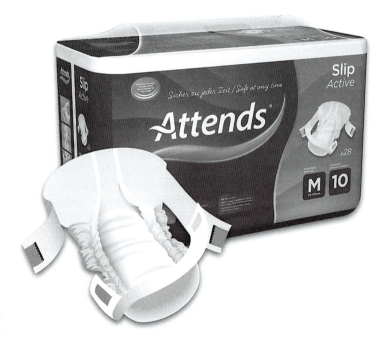

Abb. 6.2:
Slip Aktive
(Fa. Attends)

großer Aufklärungsbedarf. Denn ohne das richtige Vorfalten und Aktivieren des Auslaufschutzes kann die maximale Saugkraft des Produkts nicht ausgeschöpft werden. Nicht selten werden Betroffene dadurch täglich nass, der Aufwand für Körperpflege, Umziehen und Wäschewaschen steigt enorm oder es kommt zu Doppel- oder Fehlversorgungen von Hilfsmitteln.

Wiederverwendbare, waschbare Inkontinenzprodukte finden heute nur noch selten Anwendung. Die einzelnen Produkte unterscheiden sich jeweils in ihrer Form, Größe und im Absorptionslevel.

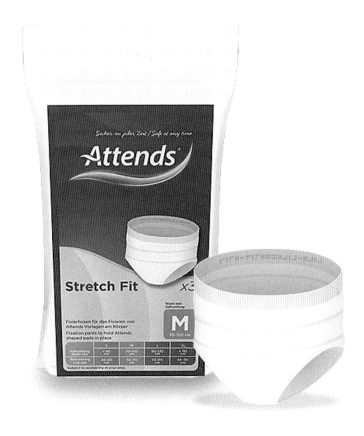

Abb. 6.3:
Stretch-Fit
(Fa. Attends)

Hersteller benutzen keine einheitlichen Begrifflichkeiten zur Saugfähigkeit und Größe ihrer Produkte. Somit erschwert dies die Situation, die Inkontinenzschwere mit dem für den Nutzer passenden Produkt in Verbindung zu bringen. Eine Orientierung geben jedoch die Produktübersichten der Hersteller. Diese können angefordert und übersichtlich am Lagerort der Hilfsmittel angebracht werden. Eine weitere Einschränkung liegt bedauerlicherweise in der begrenzten Finanzierung bestimm-

Fehlende einheitliche Kennzeichnung

ter Produkte durch die Krankenkassen. Trotz dieser Einschränkung sollte jedoch auf eine individuelle Versorgung geachtet werden und nicht aus Vorsichtsmaßnahmen zum stärksten aufsaugenden Produkt gegriffen werden. Nutzt ein Patient noch teilweise die Toilette, ist eine zweiteilige Versorgung vorzuziehen, da das System mehrmals wieder neu angelegt werden kann.

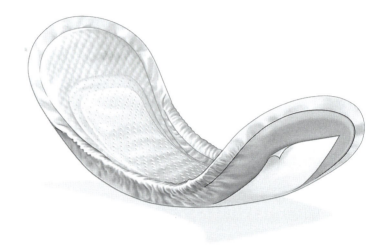

Abb. 6.4: Einlage (Fa. Attends)

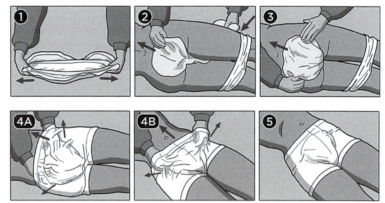

Abb. 6.5: Anlegetechnik (Fa. Attends)

> Die grundsätzliche Regel lautet: Für jeden das kleinstmögliche Produkt zu verwenden. So ist es zum Beispiel möglich, tagsüber ein schwächeres Produkt zu benutzen und nur für nachts stärkere Einlagen vorzuhalten.

Schutz für Matratze und Sitzgelegenheiten bieten körperferne, aufsaugende Hilfsmittel, die neu aufbereitet werden können oder zur einmaligen Verwendung sind.

Aufsaugende Hilfsmittel, körperfern

6.2.3 Ableitende Hilfsmittel

Zu den ableitenden Hilfsmitteln zählen das Urinalkondom für Männer, externe Urinableiter sowie die suprapubische und transurethrale Ableitung.

Urinalkondome bestehen aus Latex oder Silikon. Sie stellen für Männer eine Alternative zu Vorlagen dar und können problemlos angewendet werden, außer bei Restharnbildung oder bei einer chronischen Harnretention. Das Urinalkondom wird selbsthaftend oder mittels Kleber beziehungsweise Klebestreifen angelegt und über einen Schlauch in einen Beutel abgeleitet. Mit einer Ringschablone oder einem Maßband wird zuvor die passende Größe ermittelt, um Einschnürungen oder Faltenbildung zu vermeiden.

Urinalkondome

> Die richtige Größe und Länge müssen mittels Schablone oder Maßband korrekt erfasst werden.

Für den retrahierten Penis oder bei entfernter Vorhaut/Beschneidung werden spezielle Produkte angeboten, beispielsweise mit geringerer Klebefläche oder größerer Harnablaufzone. Bei Schwierigkeiten in der Anwendung empfiehlt es sich, mutig heranzugehen und verschiedene Produkte und Klebetechniken auszuprobieren. Meist ist es auch möglich, über die Hotline der Hersteller Rat einzuholen oder einen Termin zu vereinbaren.

Um das Urinalkondom erfolgreich anzuwenden, muss es täglich gewechselt werden. Eine sorgfältige Intimpflege und Hautkontrolle sollten mit dem Wechsel einhergehen und gegebenenfalls eine erneute Rasur der zu beklebenden Stellen. Für das Urinalkondom gibt es spezielle Unterwäsche, sogenannte Kondomslips, die den Urinabfluss nicht behindern. Ansonsten kann es auch problemlos über den Eingriff ausgeleitet werden. Wichtig ist in jedem Fall, ein Abknicken zu vermeiden und immer wieder den ungehinderten Abfluss zu kontrollieren etwa nach Lagewechsel oder Transfers. Die Vorteile des Urinalkondoms sind vielfältig. Als Alternative zum Dauerkatheter liegt das Infektionsrisiko weitaus niedriger. Im Hinblick auf die Versorgung mit Urinflasche oder Einlagen ist das Handling nach Anlegen relativ unkompliziert und ermöglicht beispielsweise Zugehörigen und Betroffenen eine ungestörte Nachtruhe.

Anwendung Urinalkondome

Gegenüber einer aufsaugenden Produktversorgung ist das Urinalkondom wesentlich diskreter und kann in vielen Fällen die Lebensqualität enorm steigern. Viele Pflegekräfte sind in der Anwendung etwas

Einfluss auf die Lebensqualität

gehemmt. Leider zeichnet sich auch immer wieder ab, dass die Einrichtungen nicht genügend Produkte vorhalten, um das passende für den Patienten zu finden. Somit kommt es meist zu Misserfolgen in der Anwendung, so dass Pflegekräfte es gar nicht mehr in Erwägung ziehen, ein Urinalkondom als mögliches Hilfsmittel zu benutzen.

> Es gibt die Möglichkeit, sich Musterprodukte der einzelnen Hersteller zustellen zu lassen, um das passende Produkt zu finden.

Externe Urinableiter Alternativ sind externe Urinkollektoren anwendbar. Sie verfügen über selbsthaftende Hautschutzflächen und können individuell zugeschnitten werden. Auch hier ist ein täglicher Wechsel erforderlich. Geeignet sind sie unter anderem für Männer mit extrem retrahiertem Penis und immobile Personen.

Transurethrale Ableitung Die transurethrale Ableitung kann mittels Einmalkatheter (EK) oder als Dauerableitung (DK) erfolgen. Nach heutigen Erkenntnissen tendiert die Medizin weg von der Dauerableitung hin zur intermittierenden vollständigen Blasenentleerung in Form des intermittierenden Selbstkatheterismus (ISK) oder Fremdkatheterismus (IFK).

ISK/IFK Anwendung findet der intermittierende Katheterismus bei neurogenen Blasenentleerungsstörungen, aber auch bei akutem Harnverhalt und Restharnbildung (▶ **Kapitel 3.3**). Die Sets sind mit einem gebrauchsfertigen, gleitfähigen (durch Gel oder hydrophile Beschichtung) Katheter verschiedener Charriére ausgestattet. Für Frauen gibt es Spiegel oder Kniespreizer, um die Anwendung zu erleichtern. Das Legen muss nach deutscher Leitlinie (AWMF) aseptisch verlaufen. Der Urin kann direkt in die Toilette oder in einen am Katheter befestigten Beutel abgeleitet werden. Das Katheterisieren des Patienten erfolgt abhängig von der Arztangabe mehrmals täglich, so dass die entleerte Harnmenge unter 500 ml liegt.

Katheterarten Beim transurethralen Katheter kommt in der Praxis meist der Nelaton-Katheter mit der geraden Spitze neben dem Tiemann-Katheter mit der gekrümmten Spitze zum Einsatz. Je nach anatomischer Gegebenheit werden die Größe und Katheterart gewählt. Ein Spülkatheter ist dreilumig und hat neben der Urindrainage und dem Ballonblockkanal noch einen Spülzugang zur Blase, an den Spüllösungen angeschlossen werden können, um die Blase vor Tamponadenbildung bei Makrohämaturie zu schützen. Der Urin wird über ein steriles und geschlossenes Schlauchsystem in einen Harnbeutel abgeleitet. Die transurethralen Katheter werden aus Latex oder Silikon hergestellt. Bei einer Tragezeit von > 5 Tagen oder einer Allergie auf Latex wird ein Silikonkatheter empfohlen, der über mehrere Wochen je nach Hersteller verweilen kann. Das Legen erfolgt ebenso aseptisch gemäß der deutschen Leitlinie (AWMF) wie beim Einmalkatheter.

Suprapubischer Katheter Der suprapubische Katheter (SPF) oder auch Cystofix (CF) wird unter sonografischer Kontrolle über die Bauchdecke in die Blase eingeführt. Von Vorteil ist durch das Umgehen der Harnröhre das niedrigere

Verletzungsrisiko gegenüber dem transurethralen Dauerkatheter. Männer werden zudem mit dieser Ableitung in ihrer Sexualität nicht eingeschränkt. Außerdem können weiterhin Spontanmiktionen erfolgen oder auch der Restharn bestimmt werden (AWMF 2008). Der Wechsel findet je nach Herstellerangaben nach mehreren Wochen statt. Nach der Katheteranlage muss diese auf Blutungen und Entzündungszeichen hin kontrolliert werden, je nach Standard erfolgt eine tägliche Kontrolle der Einstichstelle, gegebenenfalls erfolgt ein zweitägiger steriler Verbandswechsel.

Die ableitenden Hilfsmittel können an Bettbeutel (Zweiliterbeutel) angeschlossen oder in einen diskreten Beinbeutel abgeleitet werden. Den Patienten unbedingt auf die Wichtigkeit der Intimhygiene, einschließlich der Wischrichtung bei Frauen und pH-neutraler Zusätze hinweisen. Aus Angst, der Katheter könnte herausfallen, ist die Intimhygiene bei vielen Patienten mangelhaft und begünstigt wiederum eine Infektion. Der Patient sollte zudem weitere Informationen zum Umgang mit ableitenden Hilfsmitteln erhalten. Wie beispielsweise, dass der Urinbeutel immer freihängend, ohne Bodenkontakt und unterhalb des Blasenniveaus liegen muss. Da die Ableitung über dem Hosenbund oftmals abknickt und den Abfluss behindert, sollte beim mobilen Patienten eine Beinbeutelversorgung vorgezogen werden. Beim Ablassen des Urins ist das Ablaufventil vor dem Verschluss zu desinfizieren. Ist die Füllmenge des Beinbeutels in der Nacht nicht ausreichend, wird der Bettbeutel am Auslass des Beinbeutels angeschlossen, um eine Kontamination zwischen Katheter und Schlauchsystem zu vermeiden. *Harnbeutelversorgung*

Falls keine Kontraindikationen dagegen sprechen, ist auch eine Ventilversorgung möglich. Der Patient behält seine gewohnten Toilettengänge bei und entleert den Harn über das Ventil. Aus pflegerischer Sicht ist weiterhin zu beachten, dass der Patient oder auch Zugehörige ein Ventil benutzen, mit welchem sie gut umgehen können. So gibt es verschiedene Katheter- oder Ablassventile zum drehen, schieben, schwenken etc. Eine Beratung und die Erprobung verschiedener Produkte sind unerlässlich, um den Betroffenen Sicherheit und Selbstständigkeit in der Anwendung des Produkts zu ermöglichen. *Katheterventil*

Bei urologischer Indikation, wie zum Beispiel einer Hämaturie, ist es möglich, die Blase mit einer sterilen Lösung anzuspülen. Ein zum Gebrauch vorgefertigtes System ist unter anderem der Uro-Tainer® von B. Braun, oftmals werden aber auch sterile Blasenspritzen mit Kochsalzlösungen aufgezogen. Das Vorgehen bei der Blasenspülung richtet sich dabei nach den Standards der Einrichtung. Aufgrund der Infektionsgefahr ist unbedingt auf ein hygienisches Vorgehen zu achten. Nach der Desinfektion werden Katheter und Ableitung wieder konnektiert. *Blasenspülung*

6.2.4 Sonstige Hilfsmittel

Weitere Hilfsmittel können die Selbstständigkeit bei der Ausscheidung von Menschen mit Einschränkungen erleichtern.

Toilettensitzerhöhung — Hilfreich beim Hinsetzen und Aufstehen von der Toilette können unter Umständen *Toilettensitzerhöhungen* sein. Ergänzend ist es sinnvoll, seitlich der Toilette *Haltegriffe* anzubringen. Menschen mit Bewegungseinschränkungen profitieren von einer seitlich angebrachten Toilettenpapierhalterung. Um nach dem Toilettengang die Intimpflege selbstständig durchführen zu können, sind spezielle *Abwischhilfen* nützlich, die in ihrer Funktion den Arm verlängern.

Toilettenstuhl — Für weniger mobile Patienten oder insbesondere nachts ist der *Toilettenstuhl* geeignet, da er flexibel eingesetzt werden kann.

Geschlechtsspezifische Urinierhilfen — Eine *Urinflasche* ist am einfachsten zu handhaben. Diese gibt es nicht nur für Männer, sondern auch auf die Anatomie der Frau zugeschnitten. Einige Produkte verfügen über ein Rücklaufventil, was sich beim Abstellen der Flasche als besonders nützlich erweist. Weitere spezielle Urinierhilfen für Frauen, die im Stehen, Liegen oder unterwegs benutzt werden können, sind beispielsweise Pibella®, Uribag® und Pipinette®. Für eine diskrete Entsorgung des Urins werden verdunkelte Behältnisse für den Einmalgebrauch aber auch zur Wiederverwendung angeboten.

Penisklemme — An dieser Stelle seien auch noch die *mechanischen Hilfsmittel* wie Penisklemmen oder -bänder erwähnt. Diese sind für Männer mit leichter bis mittlerer Inkontinenz geeignet. Von der regelmäßigen Anwendung wird jedoch abgeraten, da durch die Kompression des Penis Schäden entstehen können. Sie werden wenn überhaupt nur empfohlen, um sie stundenweise zu tragen (zwei bis drei Stunden), deshalb eigenen sie sich allenfalls für den Sport (Schultz-Lampel 2005, S. 345).

Pessare — Die *Pessartherapie* stellt für Frauen eine Option dar, ohne operativen Eingriff eine Kontinenz zu erhalten. Je nach Inkontinenzform und -schwere passt der Gynäkologe das verordnungsfähige Hilfsmittel an. Es gibt verschiedene Formen von Pessaren. Das für die dauerhafte Anwendung wird in regelmäßigen Abständen von mehreren Wochen durch den Gynäkologen gewechselt. Andere Pessare werden täglich von der Frau selbst eingeführt und entfernt. Das Pessar wird abends über das Rückholband entfernt und gereinigt und vor der nächsten Anwendung mit Gleitgel versehen, um das Einführen zu erleichtern. Somit kann sich das Gewebe in der Vagina über Nacht erholen. Für den stundenweise Gebrauch wie beim Sport kann die Frau Inkontinenztampons verwenden, wie Contam® und Prodry®. Sie sind für den einmaligen Gebrauch bestimmt.

> All diese Möglichkeiten der Hilfsmittelversorgung können dazu beitragen, dass der Betroffene weiterhin am gesellschaftlichen Leben teilnehmen kann und in seiner Lebensqualität nicht eingeschränkt wird. Die Bedürfnisse des Einzelnen müssen bei der Versorgung

> vorrangig sein. Männer und Frauen haben unterschiedliche Bedürfnisse, genauso wie auch junge und alte Menschen. Mit dem Wissen, dass Inkontinenz einen weitreichenden Einfluss auf das Leben der Betroffenen hat, sollte nichts unversucht bleiben, das passende Produkt zu finden.

6.3 Umgang mit Medikamenten

E. Janhsen-Podien

Beim Umgang mit Medikamenten fällt der Pflege die spezielle Aufgabe zu, einen Überblick für die betroffenen Patienten über Indikation, Wirkungsweisen, Nebenwirkungen, Gegenanzeigen, Wechselwirkungen, Dosierung und Besonderheiten der verordneten Medikamente zu behalten.

Ein fachkundiges Wissen und Verständnis darüber ermöglichen der Pflegeperson eine Erweiterung ihrer Beratungskompetenz und ihrer Möglichkeit, die therapeutische Betreuung von betroffenen Menschen und deren Zugehörige durchführen zu können. Des Weiteren unterstützen ein Überblick und das Verständnis von Zusammenhängen in der medikamentösen Therapie die Arbeit im interdisziplinären Team. *— Pflegerische Beratungskompetenz*

Die im Folgenden beschriebenen Medikamente kommen in der Behandlung von Harninkontinenz zum Einsatz, sie werden bei Blasenspeicher- oder Blasenentleerungsstörung eingesetzt. Andere Medikamente können sich negativ auf eine eigentlich regelgerecht funktionierende Blasenkontrolle auswirken, mit der Folge einer Harninkontinenz oder einer Harnretention.

Anticholinergika (oder auch: Muskarinrezeptorenantagonisten, Antimuskarinika)

Der allgemeine Wirkmechanismus entsteht durch eine Einflussnahme in den Stoffwechsel des parasympathischen Nervensystems. Der wichtigste Botenstoff dieses Systems ist das Acetylcholin. Dieses koppelt an Rezeptoren. Es existieren zwei Rezeptortypen, die Nikotin- und die Muskarin-Rezeptoren. Die an der Blase wirksamen Medikamente blockieren die muskarinen Rezeptoren, welche verhindern, dass cholinerge Stoffe ankoppeln und Einfluss auf den nervlichen Prozess nehmen können. Auf diese Weise kommt es zu Veränderungen im intrazellulären Calciumhaushalt, was dazu führt, dass die Kontraktion des M. detrusors gedämpft beziehungsweise unterdrückt wird. Bis heute sind fünf Subtypen der Muskarinrezeptoren (M1- bis M5-Rezeptoren) bekannt. Es gibt in der Medikamentengruppe der Anticholinergika mittlerweile eine *— Parasympathischer Wirkungsmechanismus*

Reihe unterschiedlicher Wirkstoffe, die verschiedene muskarine Rezeptorentypen ansprechen.

Nebenwirkungen Daher kommt es zu leicht unterschiedlicher Wirkung und Verträglichkeit der verschiedenen Präparate. Als allgemeine Nebenwirkungen (NW) werden Mundtrockenheit (die am häufigsten vorkommende NW), Tachykardie (mit z. B. Angstzuständen zur Folge), Einschränkungen des Sichtvermögens (die Gefahr von Sturz oder Unfällen steigt), Verschlechterung der Blasenentleerung, Obstipation und eine Beeinträchtigung kognitiver Funktionen (eine Reduktion des Reaktionsvermögens, der Aufmerksamkeit und des Erinnerungsvermögens kann als Folge auftreten) beschrieben. Die anticholinerge Therapie ist die am häufigsten eingesetzte und erfolgreichste medikamentöse Therapie der funktionellen Blasenspeicherstörung, sie wird angewandt bei idiopathischen (ohne bekannte Ursache), funktionellen sowie bei neurogenen Störungen der Blase, das heißt, beim Syndrom der überaktiven Blase (OAB), bei der Mischinkontinenz/Gemischten Harninkontinenzsymptomatik (GHI = Belastungsinkontinenz und OAB) und bei einer hyperreflexiver Blasendysfunktion.

Wirkung In kontrollierten Studien wird die Wirksamkeit von Anticholinergika bei der OAB bestätigt. Es kommt zu einer Verminderung der Harninkontinenz, zur Steigerung der Blasenkapazität und damit zur Verringerung der Miktionsfrequenz am Tag und in der Nacht, sowie zu einer Verbesserung der Lebensqualität. Eine vollständige Normalisierung der Miktionsfrequenz ist jedoch selten. Die Langzeitwirksamkeit wird insgesamt als eher schlecht beschrieben, vor allem weil die Mehrzahl der Patienten im Verlaufe eines Jahres das Medikament wegen Nebenwirkungen und/oder unzureichender Wirkung wieder absetzt. Bei Präparaten der neuen Generation können aber auch gute Nachweise für eine erfolgreiche Behandlung über zum Beispiel zwei Jahre nachgewiesen werden. Ein Wirkungseintritt erfolgt je nach Präparat in der Regel erst nach zwei bis vier Wochen und kann sich unter gleichbleibender Dosierung noch verstärken, teilweise muss aber auch die Dosis individuell erhöht werden. Ein vergleichsweise guter Erfolg durch die Gabe von Placebo in klinischen/wissenschaftlichen Studien wird auf das Führen von Studienprotokollen und auf positive Effekte durch personelle Begleitung zurückgeführt, die möglicherweise an dieser Stelle therapeutisch wirksam wird (Tunn et al. 2010, S. 195ff).

> Untersuchungen zeigen, dass in der Behandlung der überaktiven Blase die Kombination von anticholinerger Therapie mit Blasentraining erfolgreicher ist, als eine alleinige medikamentöse Therapie (Tunn et al. 2010, S. 197). Ein Einsatz von anticholinerger Therapie wird auch bei der gemischten Harninkontinenzsymptomatik mit dominanter OAB als erfolgreich beschrieben.

Im Bereich der neurogenen Blasenstörung stellt die anticholinerge Therapie für den Typ der hyperreflexiven Blasenstörung oftmals eine Basistherapie zum Schutz des oberen Harntraktes dar. Auch die Verbesserung der Harninkontinenz und Lebensqualität der Betroffenen sind daneben Ziele der Behandlung (AWMF 2008; Stöhrer et al. 2009).

Kontraindikationen für eine Behandlung mit einem Anticholinergika werden für den Bereich gestellt, in dem Körperfunktionen, in denen cholinerge Prozesse ablaufen, eingeschränkt sind und durch eine anticholinerge Behandlung zusätzlich und maßgeblich verschlechtert würden. *Kontraindikationen*

Als Beispiel: Bei einem Patienten mit erhöhtem Augeninnendruck, mit Glaukom oder grünem Star, sollte grundsätzlich von einer anticholinergen Therapie abgesehen werden. Bei vorliegender Obstipation muss der Verlauf der Therapie gut beobachtet werden und es sollte parallel an eine gezielte Behandlung der Obstipation gedacht werden. Bei vorliegender Blasenentleerungsstörung muss die Auswirkung auf zusätzliche Restharnbildung regelmäßig untersucht werden und besonders auf die Gefahr von Harnwegsinfektionen geachtet werden. Bei Menschen mit Morbus Parkinson ist auf die Wahl des anticholinergen Wirkstoffes zu achten, er sollte nicht zerebral wirksam sein, um eine zusätzliche Verschlechterung der neurologischen/kognitiven Fähigkeiten zu verhindern.

Bei Einnahme eines Anticholinerikums und gleichzeitiger Einnahme von Medikamenten mit einer anticholinergen Partialwirkung, kann es zu Wechselwirkungen kommen. Die Stoffe können sich gegenseitig in ihrer Wirkung behindern, Wirkungen können ungünstig verstärkt oder abgeschwächt werden. Hierzu gehören unter anderem Antimykotika, verschiedene Typen Antihistaminika, Antiparkinsonmittel, Neuroleptika, Trizyklische Antidepressiva, Antiarrhythmika, Atropin, Beta-2-Agonisten, Antibiotika und Magen- und Darmmotilität fördernde Stoffe; die Kombination mit diesen Medikamenten muss daher im Einzelfall geprüft werden (Tunn et al. 2010, S. 204f). *Wechselwirkungen*

In der Medikamentengruppe der Anticholinergika gibt es eine Reihe unterschiedlicher Wirkstoffe und Präparate, sie kommen unterschiedlich zur Anwendung, je nach Verträglichkeit und individueller Anforderung des zu behandelnden Patienten, das heißt, ihr jeweiliger Einsatz ist häufig abhängig von weiteren Erkrankungen der Betroffenen. Auch im Kostenbereich gibt es Unterschiede. Die am häufigsten verwendeten Wirkstoffe werden hier kurz vorgestellt. *Wirkstoffe*

Wirkstoff: Tolterodin (Präparate: z. B. Detrusitol®) *Wirkstoff Tolterodin*

- Regeldosierung (bei Erwachsenen):
  oral: 2-mal 2 mg/Tag, als Retardpräparat: 1-mal 4 mg/abends

Tolterodin zählt zu dem am meisten angewandten und durch klinische Studien bestuntersuchten Wirkstoff in der anticholinergen Therapie (Möhring & Göpel, 2005, S. 98). Kognitive Beeinträchtigungen werden weniger beobachtet, es wird vermutet dass der Grnd dafür in der chemischen Eigenschaft der Substanz mit einem geringeren Einfluss auf das ZNS liegt (Perabo 2009, S. 95). Mit Anwendung des Retardpräparats verringert sich nachweislich die häufig zu beobachtende Nebenwirkung Mundtrockenheit (Möhring & Göpel 2005, S. 98).

Wirkstoff Fesoterodin

Wirkstoff: Fesoterodin (Präparat Toviaz®)

- Regeldosierung (bei Erwachsenen):
  oral: 1-mal 4–8 mg/Tag

Der Wirkstoff ist erst seit 2007 in Europa zugelassen, er ist chemisch mit dem Tolterodin verwandt. Im direkten Vergleich wird Fesoterodin als günstiger eingeschätzt, was die Wirksamkeit und Häufigkeit von NW angeht (Chapple et al. 2007).

Wirkstoff Oxybutynin

Wirkstoff: Oxybutynin (Präparate: z.B. Dridase®, Spasyt®, Oxymedin®, Kentera®)

- Regeldosierung (bei Erwachsenen):
  oral: 3-mal 5 mg/Tag, als Retardpräparat: 1-mal 15 mg/Tag, transdermales Pflaster (a' 3,9 mg) 1–2-mal/Woche
  intravesicale Instillation: mittlere Tagesdosis: 3-mal 2,5–5 mg, maximale Tagesdosis: 4-mal 5 mg

Oxybutynin ist der älteste aller anticholinergen Wirkstoffe. Demnach gibt es die längsten Erfahrungen in der Behandlung mit diesem Wirkstoff. Die Verträglichkeit bei einer oralen Einnahme wird im Vergleich zu anderen Wirkstoffen als schlechter eingeschätzt. Als häufigste Nebenwirkung wird die Mundtrockenheit beschrieben, es gibt aber auch relevante Studien zur Einschränkung der kognitiven Fähigkeiten bei Langzeitbehandlungen (Jessen et al. 2010). Eine ein- und ausschleichende Therapie wird empfohlen. Es gibt unterschiedliche Darreichungsformen. Die Nebenwirkungen, wie Sehstörungen und Obstipation, werden unter transdermaler Anwendung weniger beobachtet als unter oraler Therapie. Oxybutynin steht zurzeit als einziger anticholinerg wirkender Stoff auch als intravesicale Instillation zur Verfügung und kommt bei neurogenen Blasenstörungen zum Einsatz.

Wirkstoff: Trospiumchlorid (Präparate: z. B. Spasmex®, Spasmolyt®)

Wirkstoff Trospiumchlorid

- Regeldosierung (bei Erwachsenen):
  oral: 3-mal 15 mg/Tag vor den Mahlzeiten

> Eine Besonderheit des Trospiumchlorids ist, dass der Wirkstoff die intakte Blut-Hirn-Schranke nicht durchdringt, damit sind zerebrale Nebenwirkungen eher nicht zu erwarten (Perabo 2009, S. 94).

Wirkstoffe: Darifenacin (Präparat: Emselex®) und Solifenacin (Präparat: Vesikur®)

Wirkstoffe Darifenacin und Solifenacin

- Regeldosierung (bei Erwachsenen):
  Darifenacin, oral: 1-mal 7,5–15 mg/Tag
  Solifenacin, oral: 1-mal 5–10 mg/Tag

> Darifenacin und Solifenacin sind Präparate der neuen Generation. Der Vorteil beider Wirkstoffe liegt darin, dass sie durch ihre Wirksamkeit als selektive Muskarin M3-Rezeptor-Blocker eine geringere Auswirkungen auf das zentrale Nervensystem nehmen, so dass eine Behandlung von älteren Menschen als günstig eingeschätzt wird. Die Verfügbarkeit als Retardpräparate mit nur einer Gabe pro Tag wird für beide Wirkstoffe als günstig bewertet. Studien zur Folge (Tunn et al. 2010, S. 199) konnte durch Einsatz von Darifenacin eine erfolgreiche Reduktion der Harninkontinenz (bei bestehender OAB) bis zu 63 % nach 3 Monaten und bis zu 84 % nach 2 Jahren nachgewiesen werden. Eine häufige NW des Darifenacin ist aber weiterhin die Verlangsamung der Darmmotilität, was zur Obstipation führen kann.
>
> Im Vergleich zu herkömmlichen Anticholinergika, zeigten klinische Untersuchungen auch durch den Einsatz von Solifenacin eine hohe Effektivität in der Behandlung der überaktiven Blase bei relativ geringer allgemeiner Nebenwirkungsrate. (Tunn et al. 2010, S. 199). In Langzeitbeobachtungen von 12 Monaten konnte hier die Reduktion von Symptomen wie häufige Toilettengänge, nächtliche Toilettengänge und plötzlicher Harndrang nachgewiesen werden. Zur Frage der Nebenwirkungen wurde in einer direkter Gegenüberstellung mit einer Anwendung von Tolteridin beobachtet, dass es vergleichbar häufig zur Mundtrockenheit kam, in hoher Dosierung sogar häufiger (Tunn et al. 2010, S. 199).

Wirkstoff Propiverin

Wirkstoff: Propiverin (Präparate: Mictonorm®, Mictonorm Uno®)

- Regeldosierung (bei Erwachsenen):
  oral: 2-mal 15 mg/Tag, Retardpräparat: 1-mal 30 mg/Tag

> Propiverin nimmt durch seine kombinierten anticholinergen und calcium-antagonistischen Eigenschaften eine Sonderstellung ein. Studien zeigen eine dem Oxybutynin vergleichbare Wirkung bei weniger Nebenwirkungen, vor allem bei Behandlung der neurogenen Blase (Stöhrer et al. 2007).
>
> Die gleichzeitige Einnahme von Propiverin mit einer fettreichen Mahlzeit verbessert die Aufnahme des Wirkstoffes in den Körper. Die Einnahme sollte deshalb vor den Mahlzeiten erfolgen (http://medikamente.onmeda.de/Medikament/Mictonorm/med_dosierung-medikament-10.html, abgerufen am 07.07.2012). Mittlerweile ist Propiverin auch als Retardpräparat erhältlich.

Spasmolytika

Spasmolytika haben keine nachgewiesene anticholinerge Wirkung. Durch eine direktere Einflussnahme in den Caliumstoffwechsel wirken sie muskelrelaxierend und lokalanästetisch und werden, allerdings mit nur mäßigem Erfolg, entsprechend in der Behandlung der OAB eingesetzt (Tunn et al. 2010, S. 199).

Wirkstoff: Flavoxat (Präparate: z. B. Urispas®, Spasuret®)

- Regeldosierung (bei Erwachsenen):
  oral: 3-mal 200 mg/Tag

Trizyklische Antidepressiva

Trizykische Antidepressiva/Noradrenalin-Reuptake-Inhibitoren

Diese wurden ursprünglich als Medikamente zur Depressionstherapie entwickelt. Durch die Blockierung der Wiederaufnahme von Serotonin und Noradrenalin kommt es zentral im Stoffwechsel gesteuert zur Relaxation des Blasenmuskels und zur Kontraktionssteigerung der glatten Urethramuskulatur (Naumann 2009, S. 154). Die Dämpfung der Detrusoraktivität ist in aller Regel schwächer ausgeprägt als bei Anticholinergika, so dass die Medikamente häufig eher als Teil einer Kombinationsbehandlung eingesetzt werden.

Wirkstoff: Imipramin (Präparate: z. B. Tofranil®)

- Regeldosierung (bei Erwachsenen): 3-mal 10–25 mg/Tag
- Nebenwirkungen: sehr häufig: ähnliche NW wie bei der Anwendung von Anticholinergika; häufig: Probleme bei der Blasenentleerung, Durstgefühl, Übelkeit, Erbrechen, Schlafstörungen, Herzrhythmusstörungen, zentrale Nebenwirkungen

- Wechselwirkungen: mit Schlafmitteln, anderen Anticholinergika (http://medikamente.onmeda.de/Wirkstoffe/Imipramin/nebenwirkungen-medikament-10.html, abgerufen am 07.07.2012)

> Der therapeutische Effekt wird in klinischen Studien kontrovers diskutiert, da die Nebenwirkungen überwiegen. Auch die Anwendungsmöglichkeit zur Behandlung der Belastungsinkontinenz wird erwogen, eine Wirksamkeit ist bisher aber nicht bewiesen (Naumann 2009, S. 154). Imipramin wurde früher regelmäßig in der Behandlung der kindlichen Enuresis eingesetzt, wird aber dort mittlerweile ebenfalls wegen potenziell kardiotoxischer Wirkungen nur in Ausnahmefällen eingesetzt (Bachmann & Steuber 2010, S. 76).

Antispasmodika

Antispasmodika

Wirkstoff: Baclofen/Tizanidin (Präparate: z. B. Lioresal®/Sirdalud®)

- Regeldosierung (bei Erwachsenen):
  oral: 3-mal 200 mg/Tag
- Nebenwirkungen: sehr häufig Schläfrigkeit, Übelkeit; häufig: Depressionen
- Wechselwirkungen: mit opioiden Schmerzmitteln, Muskelrelaxantien, Antidepressiva, Levodopa/Carbidopa (Antiparkinsonmittel)

> Die Stoffe wirken allgemein spastikreduzierend und werden daher häufig als Kombinationstherapie bei neurologischen Erkrankungen, wie zum Beispiel der Multiplen Sklerose, eingesetzt (Jost 2004, S. 137f).

Vasopressin Analoga kommt zum Einsatz bei nächtlicher Inkontinenz oder/und Nykturie. Diese kann ursächlich im Alter oder bei Herzinsuffizienz mit einer Veränderung der nächtlichen Hormonausschüttung des Neurohypophysenhormons ADH oder mit einer systemischen Veränderung der Diurese zusammenhängen. Desmopressin als pharmakologischer Ersatz für das ADH (Antidiuretische Hormon) bewirkt über die Einflussnahme auf die Nierenfunktion eine nächtliche Konzentrationssteigung des Urins.

Vasopressin Analoga

Wirkstoff: Desmopressin (Präparate: z. B. Minirin®/Nocutil®)

- Regeldosierung (bei Erwachsenen):
  oral: 1-mal 0,2–0,4 mg abends (!) kurz vor dem Schlafengehen

Der Einsatz von Desmopressin erfordert einen konsequenten Umgang mit angepasster Flüssigkeitszufuhr am Abend. Zu reichliche Getränke können zur Entgleisung des Elektrolythaushaltes und zu einer Wasserintoxikation führen (Möhring & Göpel 2005, S. 105).

Duloxetin Der *Serotonin- und Noradrenalin Wiederaufnahmehemmer Duloxetin* wird in der Behandlung der Belastungsinkontinenz eingesetzt. Die Wirkung wird über eine Aktivitätserhöhung des Nervus pudendus im Sakralmark ausgelöst, sie führt zu einem erhöhten Tonus des inneren Schließmuskels und verstärkt somit den Auslasswiderstand der Blase. Außerdem hat der Wirkstoff einen (gering ausgeprägten) M. detrusorstabilisierenden Effekt.

Wirkstoff: Duloxetin (Präparat: Yentreve®)

- Regeldosierung (bei Erwachsenen):
  oral: 1–2-mal 20–40 mg/Tag, ein- und ausschleichend, in Tablettenform, als Salbe und Pflaster verfügbar
- Nebenwirkungen: Es wird eine allgemein hohe Nebenwirkungsrate beschrieben, wie zum Beispiel Bauchschmerzen/Übelkeit/Erbrechen/Verdauungsstörungen, Schlafstörungen, Bluthochdruck, Schwindel, Libido-Verminderung, vermehrtes Schwitzen (http://medikamente.onmeda.de/Wirkstoffe/Duloxetin/nebenwirkungen-medikament-10.html, abgerufen am 07.07.2012). Gegenanzeigen: obsolet bei eingeschränkter Leber- und/oder Nierenfunktion, unkontrolliertem Bluthochdruck
- Wechselwirkung: Eine gleichzeitige Behandlung mit MAO-Hemmern (Monoaminooxidase-Hemmern; zur Behandlung von Morbus Parkinson und Depressionen) ist obsolet; eine gleichzeitige Behandlung mit Fluvoxamin (zur Behandlung von Depressionen) würde eine deutlich höhere Rate von Nebenwirkungen begünstigen (http://medikamente.onmeda.de/Wirkstoffe/Duloxetin/wechselwirkungen-medikament-10.html, abgerufen 07.07.2012).

Untersuchungen zur Folge zeigte sich eine Kombinationstherapie von Duloxetin und Beckenbodentraining als erfolgreich. Die Wirksamkeit bei Frauen über dem 65. Lebensjahr ist als geringer einzuschätzen (Tunn et al. 2010, S. 166).

Hormonersatztherapie Die *Hormonersatztherapie* in Form einer lokalen Östrogenisierung wird in der Behandlung der Belastungsinkontinenz bei Frauen in der Menopause genutzt. Im zunehmenden Alter kann die vaginale und urethrale Schleimhaut atrophieren. Eine lokal angewandte Behandlung mit Östrogenen regeneriert den Prozess und verbessert die urogenitale Durchblutung. Therapeutisch nutzbar soll dies zur Stabilisierung der Blasenhals- und Harnröhrenspannung führen und damit zur Verbesserung der Inkontinenz. Die tatsächliche klinische Wirkung ist allerdings umstritten (Möhring & Göpel 2005, S. 96). Meta-Analysen haben keine Wirksamkeit der Östrogenisierung in der Behandlung der Belastungsinkontinenz nachweisen können (Naumann 2009, S. 155).

> Die Dosierung und Applikationsformen (Zäpfchen, Salbe) werden kontrovers diskutiert. In der Regel wird eine Östrogenisierung als Kombinationstherapie angewandt (Möhring & Göpel 2005, S. 96).

Alpha-Adrenorezeptor-Agonisten: Alpha-1-Blocker

Alpha-1-Blocker

Diese wirken im Bereich der glatten Muskulatur der Urethra und des Blasenhalses. Wie der Name schon sagt, nehmen sie Einfluss auf den Stoffwechsel der Alpha-Adrenorezeptoren. Es kommt zur Relaxation des inneren Blasenschließmuskels, welche die vorhandene Irritation der Blase bei erhöhtem Auslasswiderstand verbessert, so wirkt sie der Detrusorüberaktivität entgegen und begünstigt eine komplettere Blasenentleerung. Angewandt wird der Wirkstoff bei erhöhtem Blasenauslasswiderstand, der in Folge von zum Beispiel einer Detrusor-Sphinkter-Dyskoordination oder -Dysenergie, oder durch Prostatahypertrophie entstehen kann.

Wirkstoffe: Tamsolusin, Alfuzosin (Präparate: z. B. Alna®, Omnic®)

- Regeldosierung (bei Erwachsenen):
  oral 1-mal 0,4 mg/morgens
- Nebenwirkungen: Blutdrucksenkend (Kollaps), Müdigkeit, Schwindel, Erbrechen, Ejakulationsstörungen
- Wechselwirkungen: eine gleichzeitige Einnahme von Diclofenac (Analgetikum) kann die Wirkung von Tamsolusin verschlechtern

> Zu den Alpha-1-Blockern der ersten Generation gehört Phenoxybenzamin (Dibenzyran®). Die nach Studienlage nachgewiesene schlechte Verträglichkeit macht den Einsatz wenig erfolgreich. Tamsolusin gehört zur neuen Generation der Alpha-1-Blocker. Es kommt im Vergleich zu einer besseren Verträglichkeit (Möhring & Göpel 2005, S. 99).

Botulinum Toxin A **Botulinum Toxin A**

Wirkstoff: Botulinumneurotoxin-A (BoNT/A) (Präparate: Botox®, Dysport®, Xeomin®)

> Durch Injektion des nerventoxischen Wirkstoffs in den Blasenmuskel wird ein Mechanismus in Gang gesetzt, der im Prozess der Nervensteuerung durch eine Blockade der Nervenendungen die Freisetzung von Acetylcholin verhindert. Das hat zur Folge, dass es innerhalb weniger Tage nach Injektion zur Verhinderung der Blasenmuskelkontraktion kommt. Der Wirkstoff nimmt des Weiteren Einfluss auf die sensorischen Rezeptoren und wirkt schmerzlindernd. Als Folge kommt es zur Reduktion des Blasendrucks, zur Miktionsreduktion, zur Abnahme des sensorischen Drangbedürfnisses und zur Verringerung von Blasenschmerzen. Es besteht die Gefahr der Entwicklung einer Blasenentleerungsstörung mit Restharnbildung bis hin zur Harnretention, so dass in einigen Fällen der intermittierende Katheterismus in die Therapie mit integriert werden muss.

Die Maßnahme wird minimal invasiv durchgeführt, der Eingriff erfolgt transurethral intravesical, selten in lokaler Anästhesie, meist wegen des schmerzhaften Eingriffs in Vollnarkose. Die Indikationen für eine Anwendung sind eine therapieresistente (urodynamisch diagnostizierte = bewiesene) idiopathisch oder neurogen überaktive Blase, mit und ohne Harninkontinenz, hier wurde eine Wirksamkeit der Behandlung in klinischen Studien nachgewiesen (Tunn et al. 2010, S. 207ff). Auch bei therapieresistenter, hypersensitiver Blase sowie bei nicht tolerierbaren Anticholinergika-bedingten Nebenwirkungen und bei Kontraindikation einer anticholinergen Therapie kann BoNT/A angewandt werden. Die Wirkdauer bei OAB beträgt in der Regel drei bis neun Monate. Eine Anwendung kann wiederholt werden (Tunn et al. 2010, S. 207ff).

Antibiotika

> Harnwegsinfektionen gehören zu den Komorbiditäten der Harninkontinenz, sie können auslösend wirken oder eine Harninkontinenz verstärken. Die antibiotische Therapie stellt in der Regel eine Kombinationstherapie dar, so dass auf Wechselwirkungen geachtet werden sollte. Antibiotika kommen therapeutisch im akuten Fall oder als Langzeitprophylaxe zur Anwendung.

Capsaicin, Resiniferatoxin RTX

Das sind Wirkstoffe, die direkten Einfluss auf den Miktionsreflex nehmen, der von der Blase ausgehend stattfindet. Sie blocken den chemischen Prozess in bestimmten Nervenfasern (sogenannte C-Fasern) der Blase, die vor allem nach Verletzung der »normalen« Nervenversorgung verantwortlich sind für die Aktivität der Blasenmuskulatur. Dadurch finden sie häufig Anwendung bei der Behandlung der neurogenen Blasenstörung.

> Es kommt zur Erhöhung der Blasenkapazität, Symptome der Detrusorüberaktivität (und Inkontinenz) werden reduziert. Da der Wirkstoff Einfluss auf die Rezeptoren nimmt, die auch für die Schmerzübermittlung der Blase verantwortlich sind, wirkt das Verfahren schmerzlindernd. Die Wirkdauer ist begrenzt (ein bis acht Monate). Die intravesicale Instillation erfolgt in Narkose. Als Nebenwirkungen werden erhebliche irritative Symptome beschrieben. Die Wirkungen sind derart schwach und die Nebenwirkungen so stark, dass beide Medikamente heute praktisch keine Rolle mehr spielen (Andersson et al. 2009).

Medikamente, welche eine Inkontinenz fördern

Im Alter häufen sich zunehmend Erkrankungen und Komorbiditäten, therapeutisch kommt es dabei zur Behandlung mit Medikamenten, was bei vielen Menschen zu einer Polypharmazie führt. Diese wiederum fördert das Auftreten von paradoxen Wechselwirkungen und Effekten, die zum Beispiel auch die Kontrolle der Ausscheidung beeinträchtigen können. In der Behandlung von Ausscheidungsstörungen und Inkontinenz muss die Polypharmazie demnach besondere Beachtung finden. So gibt es Medikamente, die eine Inkontinenz fördern oder zusätzlich begünstigen können. Manches Mal ist es unter einer Polypharmazie schwierig zu beurteilen, ob es sich bei einer vorliegenden Ausscheidungsproblematik um ein Krankheitsproblem oder um die Auswirkungen oder Nebenwirkung einer bestehenden medikamentösen Therapie handelt. Folgende Einflussnahmen der pharmakologischen Behandlung werden in Bezug auf eine Förderung der Harninkontinenz in der Praxis beobachtet:

Die Behandlung mit einem Anticholinergikum (wie zu Beginn in ▶ Kapitel 6.3 beschrieben) kann durch die Dämpfung der Detrusoraktivität unter Umständen zu einem Harnverhalt oder zur Überlaufinkontinenz führen. Antidepressiva und Antiparkinsonmittel haben ebenfalls eine anticholinerge Wirkung und können neben einem zusätzlich sedierenden Einfluss, negative Auswirkungen auf die Blasenfunktion nehmen. ACE-Hemmer, die in der Behandlung der Hypertonie eingesetzt werden, begünstigen das Auftreten einer Belastungsinkontinenz. Durch Beta-Blocker und Digitalis kann es zur Erhöhung der Blasenkontraktilität kommen, mit der Folge einer Dranginkontinenz. Der Einsatz von Diuretika kann zu vermehrtem Harndrang und damit zur Polyurie führen. Psychopharmaka können Einfluss auf die Muskelrelaxation des Beckenbodens nehmen, was den Erhalt der Kontinenz, aber auch die Blasenentleerung unter Alltagsbelastungen erschwert. Bei der Anwendung von Opioiden muss mit einer Dämpfung der Dehnungsrezeptoren und des zentralen Miktionsreflexes gerechnet werden. Als Folge kann eine Restharnbildung bis zum Harnverhalt entstehen. Neuroleptika sowie Antihistaminika/Antiemetika haben eine anticholinerge Wirkung, es kann zur Verminderung der Detrusorkontraktilität und damit zur chronischen Harnretention kommen. Bei der Einnahme von Antiepileptika ist mit einer möglichen Absenkung des Auslasswiderstands der Blase zu rechnen (Füsgen 2004; http://www.pharmazeutische-zeitung.de).

6.4 Spezifische Maßnahmen zur Kontinenzförderung

K. Gitschel und C. Kaffer

Beckenbodentraining Das Beckenbodentraining als spezifische Maßnahme zur Kontinenzförderung ist eine wirksame Therapie bei der Belastungs- oder Dranginkontinenz. Studien belegen einen Erfolg von bis zu über 50 % (Naumann 2009, S. 173). Weitere Vorteile liegen darin, dass das Beckenbodentraining in jedem Alter erlernbar, ohne Nebenwirkungen und jederzeit einsetzbar ist. Im Vergleich zu anderen Therapieoptionen ist es zudem äußerst kosteneffektiv. Als Nachteile sind die nicht flächendeckenden Angebote in der professionellen Versorgung und auch das Unterschätzen der Wirkung oder die zurückhaltende Anwendung bei Betroffenen wie zum Teil auch bei Medizinern zu nennen. Beispielsweise unterziehen sich viele Frauen mit einer Senkungsproblematik einem operativen Eingriff, weil es ein »einfacherer« Weg zu sein scheint oder weil zu ihrem Nachteil die konservativen Behandlungsmöglichkeiten nicht vollständig ausgeschöpft werden.

> Ein erfolgreiches Beckenbodentraining erfordert eine professionelle Anleitung.

In diesem Kapitel wollen die Autoren anhand des Konzepts zum BeBo®-Gesundheitstraining einen Zugang zum Phänomen Beckenboden schaffen, sehen dabei aber bewusst von einer konkreten Anleitung zu Übungen ab. Dies hat unterschiedliche Gründe: Zum einen ist es nachweislich schwierig, aus einer schriftlichen Anleitung heraus die Übungen korrekt umzusetzen. In der Praxis zeigt sich, dass in vielen Kliniken Patienten nur eine schriftliche Anleitung zu Beckenbodenübungen erhalten. Diese werden dann aufgrund von Wissensdefiziten gar nicht oder falsch durchgeführt. Falsch könnte unter anderem sein, dass die Frauen pressen statt anspannen.

Ein solches Fehlverhalten kann zum einen nur durch eine persönliche Anleitung identifiziert werden (Füsgen & Melchior 1997, S. 175). Zum anderen zeigt die Praxiserfahrung, dass eine persönliche Anleitung die Motivation aufrecht erhalten kann, da ein Therapieerfolg erst nach mehreren Monaten konsequenten Trainings erkennbar ist. Außerdem sind die Autoren davon überzeugt, dass es von Pflegekräften, die die Autoren als Zielgruppe dieses Buchs sehen, definitiv zu viel verlangt wäre, Patienten im beruflichen Alltag im Rahmen der Kontinenzförderung zu einem spezifischen Beckenbodentraining anzuleiten. *Persönliche Anleitung*

Gleichzeitig sind sie aber die Personen, die den pflegerischen Auftrag haben, in ihrem praktischen Handeln kontinenzfördernd tätig zu sein. Da sie den Patienten bei der Ausscheidung unterstützen, haben sie verschiedene Handlungsmöglichkeiten, die sie in die Kontinenzförderung mit einfließen lassen können. *Pflegerischer Auftrag*

In der Praxis zeigt sich jedoch oftmals eine gewisse Hilflosigkeit im Umgang mit betroffenen Patienten, deren Kontinenzförderung sich auf eine reine Hilfsmittelversorgung beschränkt. Wer weiß, vielleicht werden aber auch einige Tipps und Versuche bereits in der Praxis umgesetzt, ohne das Wissen, dass dies eine sinnvolle Maßnahme ist, da es den Beckenboden stärkt oder entlastet. Aber nicht nur im Bezug auf den Patienten, auch für alle Leser – männlich wie weiblich – sind die Autoren überzeugt, gibt es in diesem Kapitel viele Anregungen, die in den Alltag integriert werden können, um den Beckenboden zu schützen und zu kräftigen. *Umgang in der pflegerischen Praxis*

6.4.1 Das Beckenbodenkonzept

Yvonne Keller ist Krankenschwester und Fitnesstrainerin in der Schweiz. Sie entwickelte ab 1996 das BeBo®-Gesundheitstraining. Seit 2001 ist Judith Krucker die Inhaberin von BeBo®-Gesundheitstraining in der Schweiz und Christine Kaffer seit 2004 die Geschäftsführerin von BeBo®-Gesundheitstraining in Deutschland. Ein mehrköpfiges Team bildet jährlich bis zu 200 neue Kursleiter/-innen aus. Diese wenden das Konzept in ihren Berufen als Hebammen, Pflegekräfte, Physiotherapeuten, Sporttherapeuten, Fitnesstrainer usw. erfolgreich an. Um die Qualität des BeBo®-Konzepts zu erhalten und stetig zu verbessern, kann die *BeBo®-Trainingskonzept*

Lizenz nur erhalten werden, wenn jährlich ein Workshop erfolgreich besucht wird. Von der Vision geleitet im deutschsprachigen Raum (Schweiz, Deutschland und Österreich) ein Netzwerk für das BeBo®-Gesundheitstraining zu schaffen, werden die Kursleiter nach dem gleichen Konzept ausgebildet.

Prävention und Behandlung

Das Konzept umfasst gezielte Maßnahmen zur Prävention und Behandlung von Inkontinenz und deren Folgeproblemen wie etwa Rückenbeschwerden, erektile Dysfunktion. Die Teilnehmer des BeBo®-Gesundheitstrainings besuchen entweder Kurse oder Einzelsitzungen, teilweise wird das Konzept auch in Kliniken vermittelt. Die Inhalte jeder einzelnen Lektion werden didaktisch und leicht verständlich aufbereitet. Zielgruppe der Kurse sind Männer wie Frauen, wobei das Konzept eine Unterscheidung zwischen Mann und Frau vorsieht und sie individuell behandelt.

Geschlechtsspezifische Anleitung

Dies begründet sich aus den wenigen Übereinstimmungen der anatomischen Gegebenheiten und dem großen Tabu zwischen Männer und Frauen, so dass es vorzuziehen ist, die beiden Geschlechter getrennt voneinander zu betrachten und zu therapieren. Die Zielgruppe im BeBo®-Gesundheitstraining umfasst außerdem alle Stufen der Prävention. Zum Beispiel Frauen in besonderen Situationen wie nach einer Schwangerschaft sowie beide Geschlechter primärpräventiv vor einem invasiven Eingriff im Beckenbereich.

Begleitbücher

Unterstützend zum Beckenbodentraining haben die Kursleiterinnen in Zusammenarbeit mit einem Mediziner mehrere Begleitbücher zu den Kursen veröffentlicht. Für Frauen gibt es einen Wegbegleiter über 49 Tage, der mit hilfreichen Abbildungen und in einer verständlichen Sprache die Inhalte des Kurses zusammenfasst. Ebenso aufgebaut ist ein speziell für Männer erschienenes Buch. Zwei weitere Bücher konzentrieren sich auf das Beckenbodentraining im Alltag sowie ein Trainingsbuch für die Zeit nach der Schwangerschaft. Weitere Informationen hierzu siehe http://www.beckenboden.com.

Ablauf

Um ein individuelles Beckenbodentraining erstellen zu können, wird zu Beginn jedes Kurses oder jeder Einzelstunde ein Gesundheitsfragebogen vom Teilnehmer ausgefüllt. Somit ist das Umsetzen gezielter präventiver Maßnahmen möglich, ohne dabei kontraindiziert vorzugehen. Im Laufe des Kurses wird außerdem mindestens zweimal ein eintägiges Miktionsprotokoll von jedem Teilnehmer geführt. Eines zu Beginn des Kurses und das andere in der letzten Kurswoche. An den Ergebnissen lassen sich weitere verhaltensändernde Strategien festlegen.

6.4.2 Präventives Beckenbodentraining

Das *Ziel* des Beckenbodenkurses ist es, auf allen Ebenen der Prävention tätig zu werden und das Gelernte in den Alltag zu integrieren, um dadurch einen funktionstüchtigen Beckenboden aufrecht zu erhalten oder wiederzuerlangen. Die Prävention versucht »eine gesundheitliche Schädigung durch gezielte Aktivitäten zu verhindern, weniger wahrscheinlich zu machen oder zu verzögern« (Walter & Schwartz 2003, S. 189). Die Strategien der Prävention lassen sich je nach Zeitpunkt und Art der Intervention in primäre, sekundäre und tertiäre Maßnahmen gliedern. Im Zusammenhang mit der Kontinenzförderung kann die Prävention nur erfolgreich sein, wenn das Verhalten im Umgang mit den Beckenorganen und dem Beckenboden erfolgreich verändert werden kann.

Die *Primärprävention* umfasst alle Maßnahmen, die das Auftreten einer Erkrankung bei der Bevölkerung oder beim Individuum senken. Somit setzt Primärprävention beim Gesunden an und soll das Entstehen von Neuerkrankungen verringern. Die Maßnahmen bei der Primärprävention liegen im Bereich der Aufklärung und Beratung der Zielgruppe oder der Zugehörigen beziehungsweise im Bereich der Vermittlung von Informationen. Im Zusammenhang mit der Primärprävention ist das BeBo®-Gesundheitstraining einsetzbar. Wissensvermittlung und Aufklärung über die Anatomie und Funktion des Beckenbodens finden beispielsweise bei jungen Frauen im Rahmen der Geburtsvorbereitung statt. Ein präventives Training des Beckenbodens vor einem Trauma, wie einer Geburt oder einer Operation im kleinen Becken, ist insofern hilfreich, als dass die Wahrnehmung im »gesunden« Zustand bereits trainiert werden konnte. Wünschenswert ist, dass Mädchen bereits im Zusammenhang mit ihrem Schulsport über den Beckenboden aufgeklärt werden. Je früher das Bewusstsein für den Beckenboden gestärkt wird, desto besser kann er gekräftigt und geschützt werden. Als weitere Beispiele seien außerdem eine aufrechte Körperhaltung, die allgemeine Muskelkraft und die Ausführung rücken- und beckenbodenschonender Bewegungsabläufe zu nennen, wodurch Senkungsbeschwerden vermieden werden können. Zu ergänzen sind hierzu das richtige WC-Verhalten sowie eine gesunde Ernährung nebst Getränkemenge und -auswahl. Ein präventives Beckenbodentraining fördert beim Mann zudem die Durchblutung, was die erektile Funktion und die Prostata wiederum positiv beeinflusst. Bei erfolgreicher Durchführung dieser Maßnahmen könnten Beschwerden und krankheitsbedingte Leiden verhindert werden, ganz abgesehen von der Lebensqualität der Betroffenen und den Kostenersparnissen für das gesamte Gesundheitssystem. In der Realität erweist es sich allerdings als schwierig, diesen vielversprechenden Ansatz zur Erhaltung der Kontinenz und Beckenbodenkraft zum erwünschten Erfolg zu bringen.

Die *Sekundärprävention* dient der Krankheitsfrüherkennung und Krankheitseindämmung. Sie umfasst neben Maßnahmen zur Aufdeckung von Krankheitsfrühstadien ihre erfolgreiche Frühtherapie. Ziel ist es hierbei, eine Verschlimmerung der Erkrankung zu vermeiden und die Zahl der Neuerkrankungen zu verringern. Auch im Bereich der Sekundärprävention zielen die Maßnahmen auf Beratung, Schulung und Anleitung ab. Im Bereich der Sekundärprävention hat das BeBo®-Gesundheitstraining das Ziel, zu Maßnahmen der Krankheitsfrüherkennung und -eindämmung anzuleiten. Das Kursangebot oder die Einzel-

Randnotizen: Bewusstseinssteigerung; Verhaltenstherapeutische Maßnahmen

therapie richtet sich an Teilnehmer mit einer Inkontinenzproblematik, Senkungsbeschwerden oder nach operativen Maßnahmen, wie zum Beispiel einer Prostatektomie oder einer erektilen Dysfunktion. Der Teilnehmer wird zum Beckenbodentraining, gegebenenfalls in Ergänzung mit Elektrostimulation und Biofeedback, und zu weiteren verhaltenstherapeutischen Maßnahmen angeleitet. Nach der Schwangerschaft dient die Therapie zur Wiedererlangung der Beckenbodenkraft und Körperstatik für die Bewältigung der Aufgaben im täglichen Leben sowie in der Freizeit und im Sport. Ein angeleitetes Beckenbodentraining soll aber auch funktionelle Störungen und Beschwerden verringern beziehungsweise vermeiden und die Reaktionsfähigkeit des Beckenbodens verbessern.

Förderung der Patientenkompetenzen

Dahingegen liegt bei der *Tertiärprävention* bereits eine Erkrankung oder ein unerwünschter Zustand manifest vor. Nun sollen Maßnahmen ergriffen werden, die die bereits vorhandenen Funktionseinschränkungen und Begleiterkrankungen vor einer Verschlimmerung hindern oder diese zumindest hinauszögern. Maßnahmen der Tertiärprävention umfassen Programme für die Durchführung von Prophylaxen, um Sekundärerkrankungen und Komplikationen entgegenzuwirken. Gezielte Maßnahmen, die die Gesundheitsförderung konkretisieren, sind unter anderem auch Programme zur Gesundheitserziehung und zu gesundheitsförderlichem Verhalten sowie die Förderung der Patientenkompetenzen. Auf der Ebene der Tertiärprävention sind die Ziele der Beckenbodentherapie eine Verlangsamung des Verlusts an Muskelkraft und die Motivation des Teilnehmers für das weiterführende Training, zum Beispiel beim Blasen- oder Toilettentraining. Die übergeordneten Ziele stellen die Steigerung der Lebensqualität und die soziale Kontaktfähigkeit dar (Schwartz 2003, S. 189; Leppin 2004, S. 31f).

Verhaltens- und Verhältnisprävention

Des Weiteren werden Präventionsmaßnahmen nach dem Ansatz, wodurch sie Veränderungen bewirken wollen, unterschieden. Das übergreifende Ziel von Prävention ist immer die gesundheitliche Änderung beim Individuum oder bei einer ganzen Bevölkerung, jedoch kann sie entweder direkt bei der Zielperson ansetzen oder aber auch an der Umwelt, in der diese Person lebt. *Verhaltensprävention* soll bewirken, dass die Erkrankungswahrscheinlichkeit durch die Beeinflussung des menschlichen Verhaltens gesenkt wird. Dies beruht auf der Annahme, dass die Ursachen von Krankheit im individuellen Handeln liegen. Methoden der Verhaltensprävention umfassen die gesundheitliche Aufklärung und Erziehung sowie Beratung. Wird aber bei der Umwelt beziehungsweise den Rahmenbedingungen angesetzt, wird versucht, Gesundheitsgefahren durch die Gestaltung von Lebens-, Arbeits- und Umweltbedingungen zu verringern durch die sogenannte *Verhältnisprävention* (Hasseler & Meyer 2006, S. 38; Leppin 2004, S. 36; Altgelt & Kolip 2004, S. 42).

Ein weites Handlungsfeld der pflegerischen Prävention und Gesundheitsförderung liegt in der Anleitung, Schulung und Beratung von Patienten und ihren Zugehörigen.

Damit verbunden ist, dass eine weitgehende Selbstständigkeit und Kompetenzerhaltung in der alltäglichen Lebensführung trotz bestehender Einschränkungen ermöglicht werden soll (Köcher 2006, S. 89). Pflegende haben die Aufgabe, Lernprozesse zu initiieren und zu begleiten.

Ziele

Als Beispiel einer solchen Maßnahme im Hinblick auf die Kontinenzförderung kann die Kontinenzberatung oder Urotherapie angeführt werden (▶ **Kapitel 5**). Neben der ursächlichen Herangehensweise werden therapeutische Maßnahmen, wie beispielsweise das Kontinenztraining, und Strategien zur Eigenkompensation, wie beispielsweise der Einsatz und die Anwendung von Inkontinenzhilfsmitteln, erlernt und genutzt (Janhsen et al. 2007).

Kontinenzförderung

6.4.3 Inhalte des Beckenbodentrainings

Die Inhalte eines Beckenbodenkurses: Die Entdeckungsreise beginnt mit der Wissensvermittlung, informiert zu den Aufgaben des Beckenbodens und in welchem Zusammenhang dieser mit anderen Körperregionen steht.

Anhand von anatomischen Abbildungen (▶ **Abb. 1.2** bis **1.7**) können Aufbau und Funktion des Beckenbodens demonstriert werden. Daneben sollen die Teilnehmer Inkontinenzformen und deren Ursachen kennen lernen. In den Kursen wird die Körperwahrnehmung unter Einsatz verschiedener Hilfsmittel und Positionen intensiviert. Die Übungen zur Körperwahrnehmung bilden die Basis für die Kräftigung des Beckenbodens. Es ist ein entsprechender Trainingsreiz notwendig, um die Muskelkraft des Beckenbodens erhöhen zu können (Schulte-Frei 2006). Dabei ist es das Ziel, dass sich der Beckenboden in einem Gleichgewicht zwischen Anspannung und Loslassen befindet. Nicht zuletzt werden Möglichkeiten eingeübt, den Beckenboden vor Belastungen im Alltag und beim Sport zu schützen.

Inhalte vermitteln

Wahrnehmung

Warum ist es wichtig, dass die Teilnehmer die *Wahrnehmung* trainieren?

Viele Männer und Frauen haben Schwierigkeiten, ihren Beckenboden wahrzunehmen, da er weder tastbar noch sichtbar ist wie andere Muskelpartien unseres Körpers. Männer sind sich oftmals gar nicht bewusst, dass auch sie einen Beckenboden haben. Frauen sind heute meist nicht mehr ganz unwissend diesbezüglich, denn sie bringen den Beckenboden mit der Rückbildungsgymnastik nach einer Geburt in Zusammenhang. Da es sich in der Praxis zeigt, dass viele Frauen trotzdem nicht in der Lage sind, ihren Beckenboden bewusst zu kontrahieren und anstelle dessen nach unten pressen, ist es zu Beginn sinnvoll, Hilfsmittel wie das Biofeedback einzusetzen.

Förderung der Wahrnehmung

Wahrnehmungs-fördernde Hilfsmittel

Um die Situation für Anfänger (Männer wie Frauen) zu erleichtern, wird die Kontraktion der Beckenbodenmuskulatur auf einem Bildschirm akustisch oder visuell dargestellt (▶ **Kapitel 6.5.1**). Der Teilnehmer weiß somit, dass er seine Kontraktionen »richtig« ausführt. Als weitere unterstützende Form des Beckenbodentrainings gilt die Elektrostimulation. Über eine elektrische Reizung des N. pudendus stellt sie das passive Training dar (▶ **Kapitel 6.5.2**). Werden alle drei Formen miteinander kombiniert, wird das Ergebnis in Studien erfolgreich vermerkt (Primus 2007, S. 34; Füsgen & Melchior 1997, S. 183; Pages 2005, S. 87).

Knöcherne Rahmen

Zu Beginn eines Trainings ist es hilfreich, das Becken zu ertasten, um anschließend den Beckenboden verorten zu können. Beim Abtasten des knöchernen Rahmens empfiehlt es sich ein Bein hochzustellen, zum Beispiel auf einen Stuhl. Deutlich zu spüren sind von vorne das Schambein/Os pubis mit der Schambeinfuge/Symphyse, die Schambeinäste sowie der vordere Darmbeinkamm/Crista iliaca. Nach hinten sind Steißbein/Os coccygis und Kreuzbein/Os sacrum zu ertasten. Die beiden Sitzbeinhöcker/Tuber ischiadicum spürt man am deutlichsten, wenn man auf einem harten Stuhl sitzt und sich hin und her bewegt. Ergänzend hierzu kann auch ein anatomisches Modell zum Beckenboden den Kursteilnehmern gezeigt werden. Somit hat der Teilnehmer eine Vorstellung, wie die tastbaren Punkte miteinander in Verbindung stehen.

Kräftigung und Entspannung

Fingertest

Die Kraft ihres Beckenbodens kann eine Frau mittels Fingerkontrolle konkret spüren. Die Übung sollte in aller Ruhe zuhause durchgeführt werden. In gerader Haltung (ein Rundrücken verfälscht das Ergebnis) werden von der Frau zwei Finger vaginal eingeführt und der Beckenboden gleichzeitig angespannt und anschließend entspannt. Unterschieden wird in aufsteigender Reihenfolge zwischen einem Flackern bei der Anspannung, einer kurz anhaltenden Kontraktion, einer deutlich wahrnehmbaren Kontraktion, einer kräftigen Kontraktion, die kurz gehalten werden kann und einer kräftigen Kontraktion, die einige Zeit gehalten werden kann. Je stärker die Wahrnehmung desto stärker ist der Beckenboden. Ebenso interessant ist es, das Loslassen zu spüren. Eine Spiegelkontrolle können Frauen, aber auch Männer durchführen. Dabei können bei genauem Hinsehen kleine Bewegung der Muskulatur beim Entspannen oder Anspannen, vor allem im Bereich des Afterschließmuskels beobachtet werden.

Grundübungen

Grundübungen: Den Beckenboden bewegen, kräftigen, entspannen und dauerspannen

Es gibt die sogenannten Grundübungen im BeBo®-Konzept, bei denen die drei Muskelschichten des Beckenbodens wahrgenommen, gestärkt und entspannt werden. Die einzelnen Übungen werden in immer wieder wechselnden Positionen wie in aufrechter Körperhaltung, im Sitzen oder in der Rücken- und Bauchlage durchgeführt. Dies macht das Beckenbodentraining sehr abwechslungsreich und fördert weiterhin die Wahrnehmung. Unter Einsatz von Sitzballkissen, Gymnastikball, Softball oder Sitzkeil lässt sich noch eine Reihe von Übungen variieren.

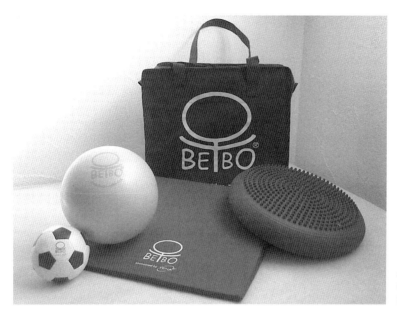

Abb. 6.6:
BeBo®-Material (BeBo®)

Allem voran geht die Bewegung des Beckens. Dies kann ein Schaukeln, Wiegen oder Kreisen sein im Rhythmus zur Musik oder einfach nur so. Im Alltag sollten diese Bewegungen mehrmals täglich bewusst durchgeführt werden.

Dem folgt das rhythmische Anspannen und Loslassen über mehrere Sekunden. Wichtig ist der Hinweis, dass zu jeder Anspannung auch eine bewusste Entspannung nötig ist, diese sollte doppelt so lange andauern. Der Mensch ist grundsätzlich in der Lage über die äußerste Muskelschicht des Beckenbodens (▶ **Kapitel 1**), die einzeln zu aktivieren ist, in die mittlere und dann auch mit einer erhöhten Anspannung in die innerste Schicht zu gelangen. Dabei werden die Bereiche um die Körperöffnungen des Beckens angespannt. Frauen können die Muskulatur der vorderen Zone um die Urethra, die des mittleren Teils bei der Vagina und den hinteren Part im Bereich des Afterschließmuskels einzeln aktivieren. Männer können im Bereich der Urethra und des Afters anspannen.

Für das Aktivieren und Entspannen der Muskelschichten werden 50 bis 100 Wiederholungen empfohlen. Trainiert werden sollte in verschiedener Intensität und Dauer, mit dem Ziel, die Anspannung bei gleicher Intensität möglichst lange halten zu können, um eine bestmögliche Kraftausdauer zu erlangen. Abhängig von der Inkontinenz-

Anzahl der Wiederholungen

form werden bei Belastungsbeschwerden auch Übungen mit einem kurzen kräftigen Anspannen empfohlen, bei einer Drangsymptomatik hingegen Übungen mit langsamen Bewegungsabläufen.

Beckenboden und Atmung

Wann ist der richtige Zeitpunkt für die Anspannung? Das Anspannen des Beckenbodens steht im Zusammenhang mit der *Atmung*. Das Zwerchfell (Diaphragma) ist ein großer platter Muskel, dessen Fasern »strahlenförmig« verlaufen. Er trennt den Brustbereich vom Bauchbereich in Form einer Kuppel. Mit der Atmung bewegt sich das Zwerchfell. Bei der Einatmung zieht sich das Zwerchfell zusammen und es flacht ab. Der Brustraum wird somit größer und die Atemluft kann in die Lunge hineinströmen. Durch das nach unten Verlagern des Zwerchfells werden die Organe im Beckenbereich auch nach unten geschoben und der Beckenboden gibt nach. Bei der Ausatmung entspannt sich das Zwerchfell wieder und wölbt sich kuppelförmig in den Brustraum, damit die Atemluft entweicht. Der Bauchraum kommt wieder in seine ursprüngliche Lage zurück und nimmt den Beckenboden mit einer Art Sogwirkung mit nach oben. Diese Sogwirkung macht man sich beim Beckenbodentraining zunutze. Beim Ausatmen sollte man somit anspannen, da der Beckenboden nach oben gezogen wird. Dieser natürliche Vorgang sollte unbedingt verinnerlicht und im Beckenbodentraining berücksichtigt werden. Jede Ausatmung bei einer geraden Körperhaltung stimuliert somit den Beckenboden und die Organe.

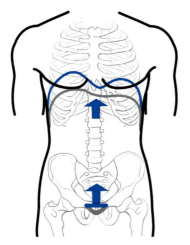
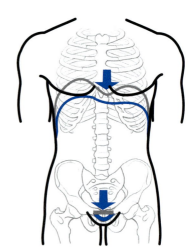

Abb. 6.7: Atmung (BeBo®)

Ausatmen – das Zwerchfell hebt sich – die Organe und der Beckenboden heben sich

Einatmen – das Zwerchfell senkt sich – die Organe und der Beckenboden senken sich

Beckenboden und Haltung

Eine weitere wichtige Rolle spielt die *Körperhaltung* der Person. In aufrechter Haltung wird der Beckenboden durch die Bewegung bei der Atmung aktiviert. Besonders im Stehen sollte bewusst auf die Haltung geachtet werden, denn viele Menschen kippen das Becken zu weit nach vorne und fallen in ein Hohlkreuz. Eine Hyperlordose, aber auch eine Hyperkyphose, verändert die Stellung des Beckens und damit auch die Position des Beckenbodens. Dieser ist somit nicht in der Lage, seine Aufgaben, wie die Kontinenzsicherung aber auch die physiologische Lage der Organe beibezuhalten, optimal zu erfüllen. Man spricht von einem Verlust der Kraft bis zu 70 %. Die Fußgelenke, Knie und Hüftgelenke sollten in einer Mittelstellung sein und das Becken parallel zum Fußboden. Dies wird am besten dadurch erreicht, in dem das Brustbein nach vorne oben gehoben wird. Die Arme sollten auswärts gehalten werden, die Schultern hängend und der Kopf mittig sein. In dieser Haltung kann der Beckenboden am besten funktionieren.

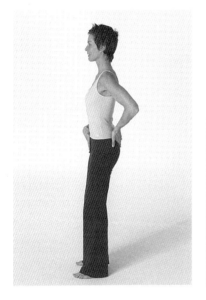
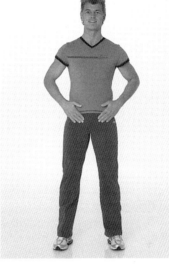

Abb. 6.8: Haltung der Frau im Stehen (BeBo®)

Abb. 6.9: Haltung des Mannes im Stehen (BeBo®)

Die Belastung des Beckenbodens im Alltag resultiert in vielen Fällen aus einer schlechten Körperhaltung. Dabei ist oftmals der Kopf zu weit vorne, die Schultern angezogen, der Rücken krumm, das Becken zu weit nach vorne gekippt, die Knie x-förmig und die Belastung auf die Fußsohlen nicht gleichmäßig verteilt. Diese kontinuierlichen Fehlhaltungen begünstigen eine Erhöhung des intraabdominellen Drucks, gleich mit oder ohne körperliche Belastung. Das begünstigt wiederum eine Senkung der Beckenorgane und überdehnt die Bänder vor allem der Blase, der Gebärmutter und des Enddarms. Beim Mann wirkt sich die Belastung auf die Prostata und Blase aus. In vielen Fällen hat es auch Auswirkung auf die Atmung. Eine Minderung dieser Belastung beziehungsweise eine korrekte Ausführung eines Bewegungsablaufs wäre bereits die erste präventive Maßnahme in der Beckenbodentherapie.

Wichtigkeit der Körperhaltung

6.4.4 Der Beckenboden im Alltag

Das BeBo®-Gesundheitstraining sieht vor, dass die Beckenbodenmuskulatur nicht nur im Kurs trainiert werden soll, sondern ein gesamtes Umdenken beim Teilnehmer stattfindet, indem der Beckenboden bei bestimmten Tätigkeiten bewusst eingesetzt wird, um ihn zu schützen. Somit ist das Training alltagsbezogen ausgerichtet und soll langfristig in das Leben des Teilnehmers integriert werden. Denn die Erfahrungen zeigen, dass die Übungen nach der Beckenbodentherapie in den Hintergrund geraten und nicht weiter durchgeführt werden. Ein Argument vieler liegt im Zeitmangel allgemein, denn oftmals findet das Training keinen Raum im Tagesablauf. Aber: »Der Beckenboden gehört aktiv in unser Leben«.

Integration in den Alltag

Gestärkt werden kann der Beckenboden in verschiedenen Alltagssituationen. Die erlernten Übungen können mit bestimmten alltäglichen Geschehnissen einhergehen, die zuvor festgelegt werden. Zum Beispiel können die Übungen durchgeführt werden, solange das Wasser in den Kochtopf fließt und eine lange Anspannung folgt auf dem Weg von der Spüle zum Herd. Immer wieder kann das Becken bei gerader Haltung ohne Einsatz des Oberkörpers nach vorne und hinten sowie zur Seite gekippt oder gekreist werden. Kurze rhythmische Anspannungen können auch erfolgen, während das Telefon klingelt. Ebenso zeigen sich Möglichkeiten, unterwegs im Auto an der roten Ampel oder beim Warten auf den Lift die Übungen durchzuführen. Da die Übungen sehr diskret sind, wird es dem Umfeld unbemerkt bleiben. Wichtig ist es, bestimmte Vorgänge mit den Übungen in Zusammenhang zu bringen. Ist dies einmal verinnerlicht, werden die Übungen zur Routine im Alltag und Erfolge hervorgerufen.

Beckenboden schützen

Des Weiteren ist es das Ziel, den Beckenboden vor Belastungen im Alltag zu schützen. Die folgenden Beispiele beziehen sich auf die verschiedenen Bereiche des Alltags. Sie geben konkrete Tipps, wie der Beckenboden geschützt werden kann. Auf dieser Präventionsebene im Bereich des häuslichen, beruflichen und sportlichen Alltags sind primär Frauen jeglichen Alters angesprochen.

> Die Belastungen des Alltags der Kraft des Beckenbodens anpassen.

Der häusliche und berufliche Alltag umfasst alle Arbeits- und Bewegungsprozesse im häuslichen Bereich beziehungsweise im beruflichen Wirkungsfeld, wie stehen, heben, tragen, sitzen usw. Wie oben bereits beschrieben, ist eine aufrechte Körperhaltung unerlässlich. Typische Situationen, in denen die Körperhaltung missachtet wird, sind unter anderem beim Geschirr spülen oder beim Zähne putzen. Die falsche Position von Füßen und Beinen bewirkt eine Schwäche des Beckenbodens. Die ▶ **Abbildungen 6.10** bis **6.13** veranschaulichen die korrekte Ausführung dieser bestimmten Bewegungen.

Beim Bücken und Heben in den Ausfallschritt gehen, damit die Wirbelsäule in ihrer physiologischen Längsspannung bleibt (▶ **Abb. 6.13**). Dies gilt zum Beispiel für das Staubsaugen. Der Sauger sollte ausgefahren sein, damit es möglich ist, mit aufrechtem Rücken überall hin zu kommen. Werden schwere Gegenstände getragen, sollte beim Aufheben mit der Ausatmung der Beckenboden bewusst angespannt werden, somit kann die Sogwirkung des Zwerchfells unterstützend wirken. Außerdem sollte der Gegenstand ganz nah am Körper getragen und abgesetzt werden. Warum erleichtern sich Frauen die Hausarbeit nicht und schonen gleichzeitig ihren Beckenboden? Statt die Waschmaschine auf den Boden zu stellen, sorgt ein Podest dafür, dass die nasse und dadurch wesentlich schwerere Wäsche nicht von unten hochgehoben werden muss, sondern nur aus halber Höhe. Außerdem ist nichts dabei, einen Mann beim Tragen um Hilfe zu bitten. Aufgrund der anatomischen Gegebenheiten ist sein Beckenboden stärker, weshalb er auch mehr Gewicht als eine Frau tragen kann. Genauso wichtig ist das Hinlegen und Aufstehen. Dabei sollte über die Seite ab- beziehungsweise aufgerollt werden. Wer lange stehen muss, zum Beispiel im Verkauf, sollte sich immer wieder die Haltung ins Bewusstsein rufen. Oftmals lassen sich bei einer guten Beckenposition gleichzeitig Rückenschmerzen vermeiden. Die meisten Menschen gehen beim Niesen und Husten in den Rundrücken und nehmen dem Beckenboden somit die Kraft, die er braucht, um reflektorisch dem Druck beim Niesen gegenzuhalten. Viele Frauen wie Männer verlieren dann Urin. Eine aufrechte Haltung bei Belastungen wie beispielsweise Niesen ermöglicht dem Beckenboden seine Kraft richtig einzusetzen und ihn zu schützen.

Schonende Haltung

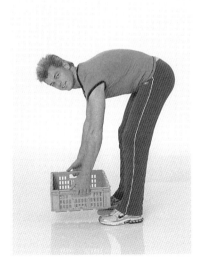

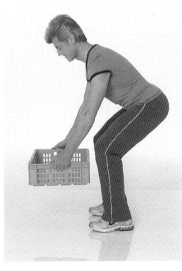

Abb. 6.10:
Falsches Heben Mann (BeBo®)

Abb. 6.11:
Richtiges Heben Mann (BeBo®)

6 Maßnahmen zur Kontinenzförderung

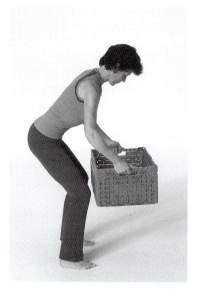

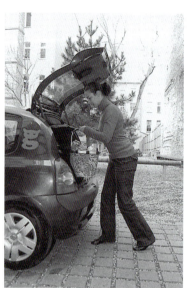

Abb. 6.12: Richtiges Heben Frau (BeBo®)

Abb. 6.13: Richtiges Heben in den Kofferraum Frau (BeBo®)

Der weibliche Beckenboden und Sport

Beckenboden und Sport

Der sportliche Alltag bezieht sich auf alle sportlichen Aktivitäten und deren funktionellen Abläufe. Häufige, lang andauernde Belastungen im Sport können zu einer Überbelastung des Beckenbodens führen. Denn auch schon viele junge Frauen haben einen schwachen Beckenboden, der teilweise aus einer schlechten Körperhaltung oder einem schwachen Bindegewebe resultiert. Deshalb ist es wichtig, auf eine dem Beckenboden angepasste Belastung zu achten. Besonders bei jungen Frauen sind Bauchübungen wie Sit-ups beliebt (▶ **Abb. 6.14**). Bei der Einatmung flacht das Zwerchfell ab und verschiebt den Bauchinhalt nach unten und gegen die vordere Bauchwand. Durch das Anhalten des Atems und das zusätzliche Anspannen der Bauchmuskeln wird ein noch größerer Druck gegen den Beckenboden aufgebracht. Statt aber den Beckenboden zu integrieren, missachten sie ihn aus Unwissenheit. Im ungünstigsten Fall pressen sie ihre ganze Kraft nach unten in den Beckenboden und erhalten langfristig eine Beckenbodenschwäche.

> Keinesfalls sollte die sportliche Aktivität beendet, sondern an die Kraft des Beckenbodens angepasst und nach Möglichkeit gesteigert werden. Im Falle einer Senkungsproblematik oder unmittelbar nach einer Geburt sollten derartige Übungen jedoch gemieden werden.

Bei Sportarten mit häufigen Sprungelementen, wie Joggen, Basketball, Volleyball, entsteht ein intraabdomineller Druck infolge schlechter Körperhaltung, eines blockierten Zwerchfells und eines starr gehaltenen

Thorax. Die nötige Kraft zum Gegenhalten von unten kann nicht jede Frau aufbringen. Joggerinnen fallen oftmals in einen Laufstil, der unbedingt korrigiert werden sollte. Die Position von X-Beinen beim Joggen führt dazu, dass der Beckenboden nicht genügend auf den Aufprall bei jedem Schritt reagieren kann. Langfristig wird somit eine Senkungsproblematik begünstigt.

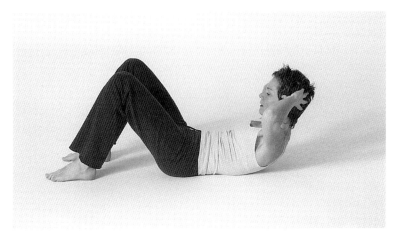

Abb. 6.14:
Sit-up Frau
(BeBo®)

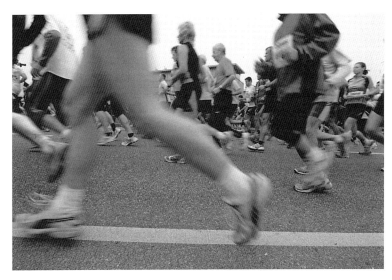

Abb. 6.15:
Laufen
(BeBo®)

Das korrekte WC-Verhalten

Miktionsverhalten korrigieren

Ein weiterer Präventionsansatz beim BeBo®-Gesundheitstraining liegt in der Korrektur falschen WC- beziehungsweise Miktionsverhaltens. Schon in der Kindheit wird häufig ein falsches Verhalten anerzogen, wie beispielsweise die vermehrte Aufforderung zum Toilettengang oder eine Entleerung durch Pressen zu beschleunigen. Da über ein Tabu wie das der Ausscheidung nicht öffentlich gesprochen wird, fehlt es vielen an Bewusstsein, dass sie sich mit ihrem Vorgehen langfristig Schaden zufügen können. Frauen begünstigen damit beispielsweise eine Senkungsproblematik, aber auch Restharnbildung oder eine Drangsymptomatik können Konsequenzen dieses Verhaltens sein.

> **WC-Verhaltensregeln**
>
> - Erst bei gut spürbarem Drang gehen/nicht prophylaktisch
> - Aufrecht sitzen, gegebenenfalls Becken kippen (hier darf auch ein Hohlkreuz gemacht werden)
> - Sich Zeit nehmen
> - Loslassen und entspannen, niemals pressen
> - Beckenboden nach dem Entleeren der Blase wieder anspannen

Die Häufigkeit und Menge eines physiologischen Miktionsvorgangs wurde in ▶ **Kapitel 1.2** bereits erläutert. Für das Verhalten bedeutet dies konkret, dass ein Toilettengang nicht prophylaktisch stattfinden sollte, sondern erst bei frühestens mittlerem Harndrang. Dies begründet sich aus der Tatsache, dass die Blasenkapazität auch ausgeschöpft werden sollte und nicht durch Toilettengänge mit niedrigem Füllvolumen langfristig verringert wird, was wiederum eine Hyperaktivität begünstigen kann. Umgekehrt ist es aber auch wichtig, die Blase nicht chronisch zu überdehnen, wie es bei vielen Berufsgruppen (LKW-Fahrer, Verkäuferinnen) der Fall ist. Dies erhöht wiederum die Gefahr eines »Lazy Bladder Syndromes« mit teilweise hoher Restharnbildung.

Miktionshaltung

Um nach der Miktion eine restharnfreie Blase zu haben, ist die Sitzhaltung auf der Toilette ausschlaggebend. Bei einem aufrecht gehaltenen Rumpf und mit gekipptem Becken ist die Harnröhre vertikal positioniert und die Blase ventrokranial ausgerichtet, so dass der M. detrusor den Harn komplett entleeren kann (▶ **Abb. 6.16**). Eine vollständige Entleerung wird darüber hinaus durch das Kippen des Beckens unterstützt. Der Miktionsvorgang sollte nicht willentlich abgebrochen werden, da sonst ein Restharn in der Blase verbleibt, der unter anderem Harnwegsinfekte auslösen kann oder durch Pressen beschleunigt wird. Denn das Pressen beschleunigt die Entleerung keineswegs, sondern führt zu einer Senkung der Organe.

Toilettengänge unterwegs

Das bedeutet beispielsweise, dass Frauen aus Ekel vor fremden Toiletten außer Haus nicht halb stehend urinieren, sondern aufrecht sitzen sollten, um nicht wegen mangelnder Ausdauer in der anstrengenden Position pressen zu müssen. Somit sollte der Miktionsvorgang in oben beschriebener Sitzhaltung, gegebenenfalls unter Zuhilfenahme von WC-Sitzauflagen oder weiteren Hilfsmitteln (▶ **Kapitel 6.2**) und ohne Eile stattfinden. Nach der Miktion spannt der Beckenboden unwillkürlich an, was bewusst verstärkt werden sollte, bevor man sich von der Toilette erhebt (Versprille-Fischer 1997, S. 57).

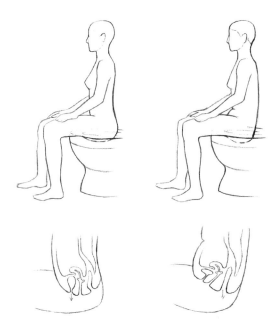

Abb. 6.16: Sitzhaltung von der Frau bei der Miktion (BeBo®)

Auch bei der Defäkation führt das Pressen zu langfristigen Schädigungen (wie Senkungsproblematik oder Hämorrhoiden), denn viele Menschen befinden sich hier in einer nach vorne gebückten Haltung. Die natürlichste Haltung wäre in der Hocke, an der man sich orientieren sollte. In einer leicht gerundeten Haltung des unteren Rückens, so dass das Gesäß tiefer in die Toilette ragt, der Rücken darf an der Wand oder den WC-Spülkasten angelehnt werden, die Füße sollten dabei den Bodenkontakt beibehalten, so kommt man dem am nächsten. Ein Pressen ist unbedingt zu vermeiden, denn dies belastet sowohl den Beckenboden als auch die Hämorrhoiden. Falls nötig, sollte beim Ausatmen ein Schieben in Gang gesetzt werden, was bedeutet, dass man bewusst die Atmung einsetzt und somit schonender ausscheidet.

Haltung bei der Stuhlausscheidung

Um ein Pressen zu vermeiden, ist eine weiche Konsistenz des Stuhls erforderlich, dabei spielen die Ernährung, Flüssigkeitsaufnahme, Bewegung und Atmung eine große Rolle. Außerdem gibt es viele Früchte, die die Darmtätigkeit anregen oder es ist ein Suppositorium (Zäpfchen) zu

Entleerung unterstützen

empfehlen, damit der Darm schonend und vor allem vollständig entleert werden kann.

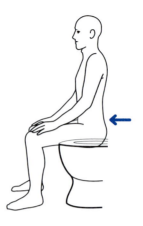

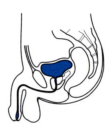

Abb. 6.17:
Sitzhaltung vom Mann bei der Miktion (BeBo®)

Rehabilitatives Beckenbodentraining

In den Bereich der Tertiärprävention fallen die *rehabilitativen Maßnahmen* zur Kontinenzförderung. Leidet eine Frau an einem Prolaps der Beckenorgane oder hat sie kürzlich entbunden, ist ein Beckenbodentraining unter Anleitung mit angepassten Übungen und Positionen zu empfehlen. Es sollte in jedem Fall eine vorliegende Wundheilung abgeschlossen sein oder ein prolapiertes Organ reponiert sein. Das oberste Ziel eines geschädigten Beckenbodens ist das Mildern der Belastungen.

Umkehrübungen

Hilfreich hierbei ist das Durchführen von Umkehrübungen. Umkehrübungen führen dazu, dass die gesenkten Organe aufgrund der Schwerkraft wieder auf ihren ursprünglichen Platz zurückkehren und den Beckenboden entlasten. Die Lage kann in einem Vierfüßler-Stand mit Unterarmstütz (Knie-Ellenbogenlage) erreicht werden oder in Rücken- oder Bauchlage mit erhöhtem Becken (beispielsweise mit Einlage eines Sitzkeils, Balls oder einer Handtuchrolle). Sie sollte solange eingenommen werden, wie es sich gut anfühlt und vor allem nach belastenden Situationen wie z. B. das Tragen eines Wäschekorbs oder des Einkaufs. Auch für Frauen nach der Geburt ist diese Übung zu empfehlen. Beim Toilettengang wird bei einem Prolaps die Miktion erleichtert, wenn dieser dazu reponiert wird. Somit kann die Blase besser entleert werden.

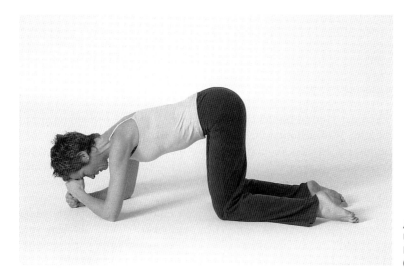

Abb. 6.18:
Umkehrposition in der Knie-Ellenbogenlage (BeBo®)

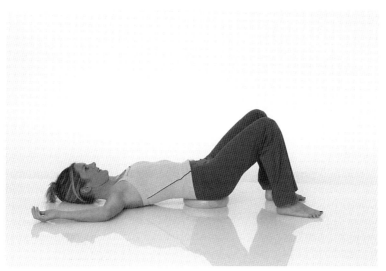

Abb. 6.19:
Umkehrposition in der Rückenlage mit Ball (BeBo®)

Beckenbodentraining und Harnwegsinfektionen

Das aktive Beckenbodentraining hat zudem eine präventive Wirkung in Bezug auf Harnwegsinfektionen. Der Zusammenhang erschließt sich daraus, dass die Blase ihre physiologische Lage einnimmt und somit auch das Trigonum vesicae und die darin befindlichen Dehnungsrezeptoren positiv beeinflusst. Dadurch werden mögliche Irritationen und auch eine Restharnbildung vermieden.

Harnwegsinfektionsprophylaxe

Bei einem akuten Harnwegsinfekt sollte von einem Beckenbodentraining abgesehen werden, da dies zum einen Spasmen oder auch Blutungen auslösen könnte. Alle Maßnahmen, die die Blase beruhigen sind hier angebracht.

Wirkung des Beckenbodentrainings

Wenn der Harnwegsinfekt abgeklungen ist, darf ein Beckenbodentraining im Wahrnehmungsbereich gemacht werden. Langfristig gesehen stabilisiert das Beckenbodentraining die Blase, da sie durch einen kraftvollen Beckenboden korrekt positioniert ist und durch einen erhöhten Harnröhren-Verschlussdruck keine aufsteigenden Keime in die Blase gelangen können.

Neben einem aktiven Beckenbodentraining dienen folgende Maßnahmen der Prävention von Harnwegsinfekten. Viele Frauen sind verzweifelt, da sie immer wieder an Harnwegsinfekten leiden, aber keine Auslöser hierfür verantwortlich machen können. Sie benötigen Hinweise zur Durchführung der richtigen Intimpflege: von vorne nach hinten mit reichlich Wasser und pH-neutraler Seife. Homöopathische Produkte wie spezielle Blasentees oder Aromaöle, wie beispielsweise Teebaumöl, was auf die Unterwäsche gegeben wird, zeigen eine positive Wirkung. Das Auftragen von Hautschutzsalben (Deumavan®) in den Intimbereich beziehungsweise um den Harnröhreneingang erweist sich als ebenso hilfreich wie das silikonhaltige Gleitgel der Firma Pjur® med. Um den pH-Wert im Vaginalbereich während der Menstruation aufrecht zu erhalten, bietet die Industrie heute probiotische Tampons (ellen®) an.

6.4.5 Blasentraining bei einer Drangsymptomatik

Vor allem bei einer Overactive Bladder zeigt sich durch ein aktives Beckenbodentraining eine deutliche Verbesserung der Drangsymptomatik. Ergänzende Maßnahmen zu den Beckenbodenübungen können den Leidensdruck der Betroffenen reduzieren und ihnen die Sicherheit geben, ihrem Alltag ungestört nachgehen zu können. Ganz allgemein wird versucht, dem Körper mehr Ruhe zukommen zu lassen, um die nervöse und gereizte Blase positiv zu beeinflussen.

Blasenberuhigende Maßnahmen

Empfohlen werden neben Entspannungs- und Atemübungen beispielsweise auch Mittel aus der Homöopathie wie Tees. Hilfreich ist es mitunter, sich beruhigende Worte zu sagen oder ein sanftes Streicheln auf Blasenhöhe. Aber auch ein mittlerer Druck auf die Klitoris beziehungsweise Peniswurzel oder das bewusste Anspannen von Beckenboden und Schließmuskel lenken vom Drang ab. Im Notfall ist die Adduktorenanspannung anwendbar, die oftmals auch bei Kindern zu beobachten ist. Dabei werden in aufrechter Haltung die Beine eng aneinander überkreuzt. Innerhalb kurzer Zeit ist der Harndrang rückläufig und das Miktionsbedürfnis kann vorübergehend verdrängt werden.

Diese Tipps können weiter mit einem sogenannten *Blasentraining* kombiniert werden. Das Blasentraining ist eine Form der Verhaltenstherapie, die auf dem operanten Konditionieren beruht. Ziel ist es, das Trink- und Entleerungsverhalten von zu häufigen Toilettengängen zu korrigieren, damit die Blasenkapazität und die Miktionsintervalle erhöht werden (Sachsenmeier 1991, S. 12f; van der Weide 2001, S. 109). Die Effektivität des Blasentrainings ist in Studien bei Frauen mit Belastungs-, Drang- und Mischinkontinenz belegt. Für Männer liegen noch keine ausreichenden Ergebnisse vor (DNQP 2007, S. 69ff). Es dauert mehrere Monate, bis eine stabile positive Veränderung eingetreten ist (Füsgen & Melchior 1997, S. 159). Die Veränderungen können nur transparent gemacht werden, wenn eine Dokumentation, wie z. B. in Form eines Miktionsprotokolls (▶ **Abb. 6.1**), geführt wird. Die anfänglichen Miktionsintervalle liegen bei circa zwei Stunden und können wöchentlich um fünf bis zehn Minuten verlängert und insgesamt auf bis zu vier Stunden gesteigert werden (Versprille-Fischer 1997, S. 61). Die Ziele sollten zu Beginn nicht zu hoch gesetzt werden, da durch den Harndrang oftmals Schmerzen verursacht werden, die dem Erfolg entgegenstehen. Eine weitere Strategie beim Blasentraining, die Miktion hinauszuzögern, ist, auf der Toilette vor dem Urinieren bis zehn zu zählen und dann den Beckenboden bewusst zu entspannen.

Blasentraining

6.4.6 Toilettentraining

Im Bereich der Kontinenzförderung zählt das Toilettentraining ebenfalls zur Ebene der Verhaltensänderung. Durch diese Trainingsform kann die Kontinenzsituation bei Personen mit körperlich und/oder geistig eingeschränkten Fähigkeiten erhalten oder verbessert werden. Meist wird es in der Praxis nur tagsüber und in zwei- bis dreistündlichen Abständen durchgeführt. Beim Toilettentraining wird zwischen dem angebotenen und dem zu festgelegten Zeiten durchgeführten Toilettengang unterschieden (DNQP 2007, S. 78ff). Füsgen und Melchior (1997, S. 157) betonen, dass die Einführung des Toilettentrainings zwar zeitaufwändig ist, es aber bei Toilettengängen »nach der Uhr« zu zufriedenstellenden Ergebnissen kommen kann. Die Autoren argumentieren, dass der Wechsel von nasser Kleidung und Bettwäsche ebenfalls einen immensen zeitlichen Aufwand erfordert. Bei Erfolg profitieren sowohl das Selbstwertgefühl des Betroffenen als auch die Pflegekräfte.

Weitere verhaltensändernde Maßnahmen, die im Zusammenhang mit der Kontinenzförderung stehen, werden in ▶ **Kapitel 6.4** näher erläutert. Neben der Anleitung zu Übungen und der Integration in den Alltag sind weitere präventive Maßnahmen Bestandteil des BeBo®-Konzepts.

6.4.7 Ziel des Beckenbodentrainings

Die vorangegangenen Kapitel zeigen, dass das BeBo®-Konzept sich aus vielen Komponenten zusammensetzt.

Zusammensetzung des BeBo®-Konzepts

Es unterscheidet die Geschlechter, Inkontinenzformen, naheliegende Komplikationen und verbindet die Maßnahmen mit dem Alltag der einzelnen Person. Das Ziel des Beckenbodentrainings ist erreicht, wenn der Teilnehmer mit der Funktionsweise seines Beckenbodens zufrieden ist und weiß, wie er diesen Zustand erhalten kann. Dem geht ein aktives Training von mehreren Monaten voraus mit einem täglichen 100-maligen Anspannen von drei bis fünf Sekunden und einer doppelt so langen Pause zur Entspannung.

Nachhaltigkeit sichern

Um nach Erlangen eines zufriedenstellenden Zustandes die Nachhaltigkeit des Trainings zu erreichen, werden ein- bis zweimal pro Woche eine gesundheitsorientierte und beckenbodenorientierte Gymnastik oder Fitnessübungen empfohlen, einschließlich der erlernten Maßnahmen zum Schutz des Beckenbodens. Der Besuch eines präventiven Beckenbodenkurses ist somit für jede Frau und jeden Mann empfehlenswert. Viele denken, nur wer inkontinent ist, ist in einem solchen Kurs richtig. Doch wie die Autoren gezeigt haben, ist jeder Gesunde wie Kranke angesprochen und kann von diesem Gesundheitstraining profitieren. Mit dem erlernten Wissen ist es dem Betroffenen möglich, seine Kontinenzsituation selbst positiv zu beeinflussen.

6.5 Physikalische Therapie

T. Engels

6.5.1 Biofeedback

Definition

»Bei der Biofeedback-Behandlung werden körperliche Funktionen den Patienten kontinuierlich zurückgemeldet. Dies erfolgt entweder optisch durch einen auf- und absteigenden Lichtpunkt oder akustisch durch einen auf- und absteigenden Ton. Somit werden positive Änderungen dieser Körperfunktionen verstärkt, so dass die Anwender lernen können, die Körperfunktionen zu beeinflussen« (Rief & Birbaumer 2006, S. 2).

6.5 Physikalische Therapie

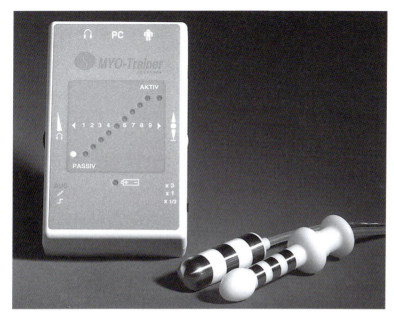

Abb. 6.20: Myotainer der Fa. HEISE

Körperfunktionen, die durch die Biofeedbacktherapie beeinflusst werden können (Rief & Birbaumer 2006, S. 2):

Anwendungsgebiete

- Muskelaktivität (unter anderem Beckenboden)
- Herzfrequenz
- Blutdruck
- Schweißdrüsenaktivität als allgemeines Maß autonomer Erregung
- Haut und Körpertemperatur
- Elektrophysiologische Prozesse des Gehirns
- Periphere Durchblutung
- Durchmesser von Blutgefäßen
- Atmung

Biofeedback wird im urologischen Bereich durchgeführt bei:

- Belastungsinkontinenz
- Urgesymptomatik (Dranginkontinenz)
- Dyskoordinierte Miktion

Durchführung der Biofeedbacktherapie im urologischen Bereich

Die Einweisung eines urologischen Patienten in die Therapie bedeutet einen direkten Eingriff in die Intimsphäre des Patienten. Für den Therapeuten setzt das ein hohes Maß an Empathie voraus.

Besonderheit der urologischen Anwendung

Die Räumlichkeiten, in denen die Therapie durchgeführt wird, sollten eine ruhige Atmosphäre ausstrahlen. Während der Therapieeinweisung wird der Zugang Dritter verwehrt und der Patient mit einer Decke oder einem Tuch geschützt.

Oberflächen-EMG

Diese Methode kann relativ ungenau sein, dafür ist sie nicht-invasiv. Allerdings können die Messwerte je nach Ausprägung des subkutanen Fettgewebes schwanken.

Vorgehen — Bei der hier vorgestellten Methode ist vom Therapeuten darauf zu achten, dass neben der Steigerung der Beckenbodenmuskulatur eine gleichzeitige Entspannung der Abdominalmuskulatur erfolgen muss, um keinen zusätzlichen Druckaufbau auf Blase und Rektum zu erzeugen. Durch einfaches Handauflegen auf den Bauch während der Einweisungsphase kann dies kontrolliert und verbessert werden. Bei Nichtbeachtung ist die Erfolgsquote der Therapie nur mittelmäßig bis hinfällig.

Anbringen der EMG-Oberflächenelektroden im Beckenbodenbereich

Elektrodenposition — Eine Neutralelektrode wird im Bereich des Oberschenkels angebracht. Dieser ist die Referenz als nicht aktiver benachbarter Muskel. Die beiden Elektroden zum Messen der Muskelaktivität werden beim Mann im Dammbereich, bei der Frau rechts und links neben den äußeren Schamlippen, etwas nach oben und unten versetzt, angebracht, um Berührungen zu vermeiden.

Vorteil der EMG-Elektrode — Die Verwendung von EMG-Elektroden ist weniger invasiv und wird von den Patienten besser toleriert, da eine Vaginal-/Rektalsonde doch einen massiven Eingriff in die Intimsphäre darstellt. Vom Therapeuten erfordert die Einweisung ein großes Maß an Empathie! ▶ **Abb. 4.2** und ▶ **Abb. 4.3** in ▶ **Kapitel 4.3.2** zeigen das korrekte Anbringen.

Durchführung bei Belastungsinkontinenz

Für die Stärkung der Beckenbodenmuskulatur bei der Belastungsinkontinenz wird das Training beim liegenden Patienten begonnen.

Sensorauswahl — Der Sensor wird vaginal oder rektal eingeführt. Auch bei Frauen kann es notwendig sein, eine Rektalsonde zu verwenden. Bedingt durch ein fehlendes Körpergefühl sind manche Frauen nicht in der Lage, über eine Vaginalelektrode ein positives EMG-Signal aufzubauen.

Ziel ist es am Anfang, durch Stärke und Dauer der Anspannung die Zeit zwischen Reiz und Reaktion zu ermitteln. Gemessen wird die maximale Anspannung bis hin zu absoluten Ruhewerten (Die Einheit, in der gemessen wird, ist μV).

Anwendung — Der Patient muss zunächst eine ausreichende Daueranspannung von zehn Sekunden erreichen, dann eine Entspannungsphase von zwanzig Sekunden einhalten. Dies in einem Rhythmus von zehnmal, dann erfolgt eine Pause von 60 Sekunden. Diese Übungen sollte der Patient mit dem Biofeedbackgerät selbstständig zweimal pro Tag für 15 Minuten durchführen. Hierbei wird dem Patienten, der diese Übungen zum ersten Mal durchführt, bewusst, dass er nicht in der Lage ist, seinen Beckenboden zehn Sekunden auf einem Plateau zu halten, obwohl er dies glaubt. In der Realität fällt die Muskelanspannung jedoch nach zwei bis drei Sekunden wieder ab. Ist der Patient geübt im Umgang mit dem Gerät, empfiehlt es sich, diese Übungen auch in anderen Körperhaltungen durchzuführen.

Im Liegen zeigt sich meist kein Harnverlust, aber es ist hilfreich, den Patienten die Übungen auch im Stehen oder in vorgebeugter Haltung durchführen zu lassen, und ihn dabei auch einmal zum Husten oder zum Lachen zu animieren. *Besonderheit*

Durchführung bei Urgesymptomatik (Dranginkontinenz)

Da der Patient nicht in der Lage ist, den imperativen Harndrang auszuhalten, muss darauf geachtet werden, dass die Blasenkontraktion nicht direkt kontrolliert werden kann. Eine Biofeedbacktherapie ist dann sinnvoll, wenn die Urgeinkontinenz aufgrund einer kleinkapazitären Blase auftritt. Es muss eine Kräftigung der Beckenbodenmuskulatur erreicht werden, um hierdurch langsam eine längere Verweildauer des Urins in der Blase zu erreichen. Dies hat zur Folge, dass die Blasenkapazität zunimmt. Die Beckenbodenmuskulatur kann hier durch gezieltes Biofeedbacktraining aufgebaut werden und dem Patienten helfen, diese Situation zu meistern.

Unter EMG-Kontrolle bei der Anspannung von Beckenboden und Bauchmuskulatur soll der Patient lernen, bei einsetzendem Harndrang ruhig durchzuatmen. Dabei soll er die mit dem Dranggefühl beginnende Anspannung der Abdominalmuskulatur unterdrücken, um mit einem gleichzeitigen kräftigen Anspannen des Beckenbodens die Detrusoraktivität zu hemmen. *Anwendung*

Bei der Urgeinkontinenz muss die Blase an ein größeres Füllvolumen gewöhnt werden, so ist es beispielsweise sinnvoll, den Patienten unmittelbar vor der Therapie viel trinken zu lassen (Rief & Birbaumer 2006, S. 166). *Besonderheit*

Sollte ein anderer Grund für die überaktive Blase vorliegen, ist eine Elektrostimulation mit 5 bis 10 Hz, kontinuierlich fließendem Strom für 20 bis 30 Minuten, zweimal täglich sinnvoll, meist unterstützt durch eine medikamentöse Therapie, zum Beispiel Anticholinergika.

Durchführung bei einer dyskoordinierten Miktion (D-S-D)

Bei einer dyskoordinierten Miktion ist der Blasenschließmuskel während des Entleerungsvorgangs nicht entspannt, sondern angespannt und die Blase kann nur mit hohem Druck entleert werden. Dadurch kann es auch zur Restharnbildung kommen. Hierbei handelt es sich um ein falsch angelerntes Verhalten. Nachweislich ist Biofeedbacktraining in Kombination mit spezieller physiotherapeutischer und urotherapeutischer Intervention die einzig wirksame Therapieform.

Die Diagnose ergibt sich aus der Basisdiagnostik sowie einer mehrfach durchgeführten Uroflowmetrie oder wenn möglich einer Uroflowmetrie mit EMG-Ableitung der Beckenbodenmuskulatur.

Das Biofeedbacktraining wird mit Oberflächen-EMG-Elektroden durchgeführt (siehe Oberflächen-EMG), die im Bereich des Beckenbodens angebracht werden. Im ambulanten optimalerweise im stationären Bereich wird der Patient in ein mobiles Gerät eingewiesen.

Anwendung Ziel ist es, dass der Patient lernt, seine Beckenmuskulatur während der Miktion zu entspannen. Der Therapeut weist die Patienten im Liegen an, hierzu soll der Patient eine Plateauanspannung von fünf Sekunden erreichen und halten, darauf folgt eine 30 sec. lange Entspannungsphase. Das Training sollte ein- bis zweimal täglich 15 Minuten lang für mindestens drei Monate durchgeführt werden. Dadurch erlernt der Patient den bewussten Zustand seines Beckenbodens zwischen An- und Entspannen.

Besonderheit Da das Problem während des Wasserlassens besteht, sollte der Patient so oft es ihm möglich ist, mit dem Biofeedbackgerät auf der Toilette versuchen, die Blase zu entleeren. Er hat darauf zu achten, dass er während der gesamten Miktion seinen Beckenboden entspannt. Durch die akustischen und visuellen Zeichen des Biofeedbackgerätes wird der Patient unterstützt.

6.5.2 Elektrostimulation

Definition von Elektrotherapie: Die therapeutische Anwendung elektrischer Ströme beim Menschen.

Anwendungsgebiet Ziele der Behandlung können sein: Verringerung oder Beeinflussung von Schmerzen und/oder Spastiken. Die Verbesserung von Durchblutung, trophisch (= Ernährungs- oder Stoffwechselzustand eines Organismus oder eines Gewebes), Gelenkfehlstellungen oder Darmmobilität, Muskelkräftigung und Beeinflussung der Funktion von Harnblase und Mastdarm.

Behandlungsformen Von der *therapeutischen* Elektrostimulation kann die *funktionelle* Elektrostimulation abgegrenzt werden.

Als funktionelle Elektrostimulation wird die Stimulation eines Muskels bezeichnet, die direkt oder indirekt über den sogenannten »Motornerv« zur Durchführung einer Muskelkontraktion führt. Dies geschieht durch Nervenstimulation oder Muskelstimulation.

Die Elektrostimulation ist die therapeutische Anwendung von elektrischen Strömen beim Menschen und wird mit Gleichstrom durchgeführt. Der therapeutische Bereich für die Patienten ist bis 100 Hz, die Stromstärke beträgt hier zwischen 10 und 20 mA. Die Stimulation erfolgt standardisiert über Vaginalelektroden bei der Frau oder Rektal-

Weitere Formen elektroden beim Mann. Weitere therapeutische Formen sind:

- Transdermale Stimulation durch Oberflächenelektroden (als Oberflächenelektroden am besten polymerbeschichtete selbsthaftende Elektroden).
- Intravesicale Stimulation: »Stimuliert wird mittels eines transurethral eingelegten Spezialkatheters. Die Katheterspitze besteht aus einem Silberkopf, welcher über einen im Katheter laufenden Draht mit dem Blasenstimulationsgerät verbunden ist. Die neutrale Elektrode wird an einer Extremität mit normaler Sensibilität angebracht. Die aktive Elektrode liegt in der Harnblase, welche mit physiologischer Kochsalzlösung aufgefüllt wird. Gleichzeitig wird eine Blasendruckkurve mitgeschrieben, um einerseits auftretende Detrusorkontraktionen zu objektivieren und andererseits dem Patienten ein visuelles Feedback zu geben. Üblich sind bei allen Behandlungen eine Stromstärke von zehn Milliampere, eine Frequenz von 20 Hz, eine Pulsdauer von vier Millisekunden, eine Anstiegszeit von zwei Sekunden und ein Stimulationspaket von 20 Sekunden. Eine komplette Stimulationssitzung dauert 90 Minuten und wird im Durchschnitt fünf Mal pro Woche durchgeführt. Eine komplette Stimulationssitzung dauert 90 Min., es wird im Durchschnitt 5-mal pro Woche stimuliert« (Primus 2006, S. 11).
- Die EMDA-Therapie (*Electro Motive Drug Administration*) wird bei Patienten mit einer Dranginkontinenz bei kleinkapazitärer Blase angewandt, die orale Medikamente aufgrund hoher Nebenwirkungen nicht vertragen. Dabei wird ein Medikamenten-Cocktail (zum Beispiel: lokale Betäubungsmittel (Lokalanästhetika), Adrenalin, Cortison, Ampuva und das Anticholinergikum Oxybutinin) durch Iontophorese (»Übertragung durch Ladung«) in die Blase eingebracht. Dies ist ein medizinisches Verfahren zur Aufnahme von Arzneistoffen durch die Haut oder Schleimhaut unter Anwendung von schwachem elektrischem Gleichstrom. Zwischen einem Spezialkatheter mit einer Elektrodenspitze und einer zweiten Hautelektrode am Unterbauch wird eine schwache Gleichspannung aufgebaut und bringt über den Blasenkatheter entsprechende Medikamentenlösungen in die Blase ein. So wandern die Wirkstoffe aktiv entlang des elektrischen Feldes tief in die Blasenmuskulatur und gelangen nicht in den übrigen Körper. Eine Behandlung dauert etwa 30 Minuten. Einige Vorbedingungen sind zu erfüllen: Es darf kein Harnwegsinfekt vorliegen, außerdem sollte etwa einen Tag vorher eine salzarme Kost eingenommen werden. In der Regel sind mehrere Behandlungen in vier- bis sechswöchigem Abstand erforderlich. Falls ein Medikament nicht hilft, kann auf ein anderes ausgewichen werden (Loch & Stein 2004, S. 1135ff).
- Sakrale Nervenstimulation: »Die Neuromodulation von Sakralnerven stellt eine spezielle Form der Nervenstimulation dar, bei welcher mithilfe kleiner elektrischer Impulse Fehlfunktionen neurologischer Steuer- und Regelmechanismen therapiert werden können. Diese Behandlungsweise wird als Modulation bezeichnet, weil sie in ihrem

Wirkungsprinzip nicht ein krankhaftes System vollständig ersetzt, sondern modulierend auf dieses einwirkt.« (Bannowsky et al. 2003, S. 1357ff). Dieses Verfahren findet Anwendung bei Detrusorhyper- als auch Detrusorhypoaktivität.

6.5.3 Anwendungsgebiete von Biofeedback und Elektrostimulation

Einsatzgebiete

Belastungsinkontinenz

- Elektrostimulation
- Biofeedback
  → Kombinationsgeräte

Dranginkontinenz

- Elektrostimulation mit Vaginal-/Rektalsonde
- EMDA-Therapie
- Neuromodulation (Schrittmacher)
  → Eine Kombination aus Biofeedback und Elektrostimulation kann sinnvoll sein, muss aber von Patient zu Patient entschieden werden. Entsprechende Geräte sind verfügbar.

Qualitätsmerkmale der Geräte

Biofeedback – Elektrostimulation – Kombinationsgeräte

Anforderungen an das Gerät

Alle Geräte unterliegen dem Medizinproduktegesetz und entsprechen so zumindest einem Grundstandard. Ein Biofeedbackgerät sollte je nach Einsatzgebiet entweder zur Stärkung des Beckenbodens bei bestehender Inkontinenz oder zum Entspannungstraining bei dyskoordinierter Miktion (D-S-D) einsetzbar sein. Dies ist vom therapeutischen Schwerpunkte abhängig. Alle Geräte sollten schnell einsatzbereit sein und mit Oberflächenelektroden und/oder Rektal-/Vaginalsonden funktionieren. Die Bedienung sollte intuitiv einfach sein, so dass gerade auch ältere Menschen damit zurechtkommen, ohne auf fremde Hilfe angewiesen zu sein. Animationen am Biofeedbackgerät, wie Blumen, Walfische oder Elefanten können sinnvoll und unterstützend sein. Bei Elektrostimulationsgeräten sowie Kombinationsgeräten ist die Bedienerfreundlichkeit sehr wichtig, da dies einen regelmäßigen Gebrauch des Gerätes gewährleistet und den Therapieerfolg somit steigert. Die Geräte sollten individuell auf die Bedürfnisse des Patienten vom Therapeuten einzustellen sein und vom Patienten nicht verändert werden können. Bei der Elektrostimulation muss der Patient die Möglichkeit haben, seine therapeutisch wirksame Stromstärke individuell zu steuern. Im optimalen Fall ist die eingeführte Elektrode mit Stromrichtung *längs* zur Muskulatur aufgebaut und *nicht quer*. Moderne Geräte verfügen über einen internen

Speicher, der jede Aktivität aufzeichnet. Dieser muss auslesbar sein und in der Akte dokumentiert werden können.

Versorgungspraxis

Die Einweisung und Verordnung sollten im Rahmen der urotherapeutischen und/oder physiotherapeutischen Betreuung geschehen. Dies bietet die Möglichkeit, unabhängig vom Hersteller zu bleiben und so das für den zu Behandelnden geeignetste Gerät auszuwählen.

Professionelle Einweisung

Krankenkassen fürchten die Kosten und haben Verträge mit Versorgern »preiswerter« Geräte. Oftmals werden diese dem Patienten ohne Einweisung zugeschickt. Dies ist nicht zulässig. Außerdem gefährdet es den Patienten ebenso den Therapieerfolg.

> Fazit: Der Patient sollte professionell in ein Gerät eingewiesen werden und auch *sein* Gerät erhalten. Wichtige Informationen für den verordneten Arzt:
>
> - Verordnung als Hilfsmittel
> - Keine Budgetierung für Klinik oder Praxis
> - Je nach Produkt gibt es Verträge mit Krankenkassen
> - Eventuell vorher Kostenvoranschlag einholen
> - Einweisung nach Krankenkassengenehmigung, da es Geräte gibt, die nur nach vorherigem Antrag bei der Kasse genehmigt werden
> - Dokumentation sowie Kontrollen nach drei Monaten

Literatur

Arbeitskreis »Krankenhaus- & Praxishygiene« der AWMF (2008): Empfehlungen Krankenhaushygiene: Die Harndrainage. In: HygMed 33 (6) 256–259.

Altgelt, T. & Kolip, P. (2004): Konzepte und Strategien der Gesundheitsförderung. In: Hurrelmann, K. (Hrsg.): Lehrbuch Prävention und Gesundheitsförderung. Bern: Huber, S. 45.

Andersson, K.E., Chapple, C.R., Cardozo, L., Cruz, F., Hashim, H., Michel, M.C., Tannenbaum, C. & Wein, A.J. (2009): Pharmacological treatment of overactive bladder: report from the International Consultation on Incontinence. In: Curr Opin Urol 19(4), S. 380–94.

Bachmann, H. & Steuber, C. (Hrsg.) für die Konsensusgruppe Kontinenzschulung im Kindes- und Jugendalter (2010): Manual für die standardisierte Diagnostik, Therapie und Schulung bei Kindern und Jugendlichen mit funktioneller Harninkontinenz. Lengerich: Pabst Science Publisher, S. 76.

Bannowsky, A., Seif, C., Sugimoto, S., Böhler, G., Horst, C. van der, Bross, S., Alken, P., Jünemann, K.P. & Braun, P.M. (2003): Sakrale Neuromodulation in der Behandlung von Funktionsstörungen des unteren Harntrakts. Ein

Überblick über Prinzip, Indikationen und Ergebnisse. In: Der Urologe A 42, S. 1357–1365.

Chapple, C., Kerrebroeck, P. van, Tubaro, A., Hagg-Molkenteller, C., Forst, H. T., Massow, U., Wang, J. & Brodsky, M. (2007): Clinical efficacy, safety and tolerability of once daily fesoterodine in subjects with overactive bladder. In: Eur Urol 52, S. 1204–12.

Deutsches Netzwerk für Qualitätsentwicklung in der Pflege (DNQP) (Hrsg.) (2007): Expertenstandard Förderung der Harnkontinenz in der Pflege. Entwicklung – Konsentierung – Implementierung. Osnabrück: Hochschule Osnabrück.

Füsgen, I. (2004): Folgen von Nebenwirkungen und Interaktionen für die Lebensqualität. In: Geriatrie Journal unter http://www.dggeriatrie.de/download/GJ0404_41_45_multiMed.pdf, Zugriff am 29.08.2011.

Füsgen, I. & Melchior, H. (1997): Inkontinenzmanual. Diagnostik, Therapie. Rehabilitation. 2. Aufl. Berlin, Heidelberg, New York: Springer.

Füsgen, I. & Welz-Barth, A. (2004): Therapieoptionen bei Blasenfunktionsstörungen im Alter. In: Der Urologe A 43, S. 547–551.

Hasseler, M. & Meyer, M. (2006): Prävention und Gesundheitsförderung – neue Aufgaben für die Pflege. Grundlagen und Beispiele. Berliner Schriften. Evangelische Fachhochschule Berlin. Hannover: Schlütersche.

Janhsen, E., Scholt, D. & Bachmann, H. (2007): Urotherapie – ein »neues« Arbeitsfeld im Gesundheitswesen. In: Die Schwester Der Pfleger 46, 10, S. 948–951.

Jessen, F., Kaduszkiewicz, H., Daerr, M., Bickel, H., Pentzek, M. & Riedel-Heller, S. (2010): Anticholinergic drug use and risk for dementia: target for dementia prevention. In: Eur Arch Psychiatry Clin Neurosci 260 Suppl. 2, S. 111–5.

Jost, W. (Hrsg.) (2004): Neurologie des Beckenbodens – Neurourologie. Bremen: Uni-Med.

Köcher, A. (2006): Präventive und gesundheitsförderliche Aufgaben der Pflege in Disease-Management-Programmen um Beispiel des Disease-Management-Programms Diabetes Mellitus Typ II. In: Hasseler, M. & Meyer, M. (Hrsg.): Prävention und Gesundheitsförderung – neue Aufgaben für die Pflege. Grundlagen und Beispiele. Berliner Schriften. Evangelische Hochschule Berlin. Hannover: Schlütersche, S. 81.

Leppin, A. (2004): Konzepte und Strategien der Prävention. Hurrelmann, K. (Hrsg.): Lehrbuch Prävention und Gesundheitsförderung. Bern: Huber, S. 35.

Loch, A. & Stein, U. (2004): Interstitielle Zystitis Aktuelle Aspekte in der Diagnostik und Therapie. In: Der Urologe A 43, S. 1135–1146.

Möhring, C. & Göpel, M. (2005): Medikamentöse Therapie der Harninkontinenz. In: Schultz-Lampel, D. & Schulz, H. (Hrsg.): Harn- und Stuhlinkontinenz. München: Hans Marseille, S. 98.

Naumann, G. (2009): Kann die Belastungsinkontinenz medikamentös behandelt werden? In: Perabo, F. & Müller, S. (Hrsg.): Inkontinenz. Fragen und Antworten. Köln: Deutscher Ärzteverlag.

Pages, I. (2005): Bedeutung der physikalischen und rehabilitativen Medizin bei Inkontinenz. In: Schultz-Lampel, D. & Schultz, H. (Hrsg.): Harn- und Stuhlinkontinenz. Neue Konzepte zu Diagnostik und Therapie. München: Hans Marseille.

Perabo, F. (2009): Welche medikamentöse Therapie ist bei Dranginkontinenz verfügbar? In: Perabo, F. & Müller, S. (Hrsg.): Inkontinenz. Fragen und Antworten. Köln: Deutscher Ärzteverlag, S. 94.

Primus, G. (2006): Intravesikale Elektrostimulation bei Blasenentleerungsstörungen – Klinische Ergebnisse. In: Journal für Urologic und Urogynäkologie 13, Sonderheft 3 (Ausgabe für Österreich), 11. http://www.kup.at/urologie, Zugriff am 25.07.2011.

Primus, G., Heidler, H.; Klingler & Lüftenegger, W. (Hrsg.) (2007): Belastungsinkontinenz bei Mann und Frau. Bremen: Uni-Med.
Rief, W. & Birbaumer, N. (2006): Biofeedback – Grundlagen, Indikation, Kommunikation, praktisches Vorgehen in der Therapie. Stuttgart: Schattauer.
Sachsenmeier, B. (1991): Inkontinenz. Hilfen, Versorgung und Pflege. Hannover: Schlütersche.
Schultz-Lampel, D. (2005): Postoperative Management of Urinary Incontinence After Urologic Surgery. In: Becker, H., Stenzl, A., Wallwiener, D. & Zittel, T. (Hrsg.): Urinary and Fecal Incontinence. An interdisciplinary approach. Berlin, Heidelberg: Springer.
Schulte-Frei, B. (2006): Sport- und Bewegungstherapie für den weiblichen Beckenboden. Alltagsrelevanz, Analyse und Therapie unter besonderer Berücksichtigung der neuromuskulären Ansteuerung. Publizierte Dissertation am Institut für Rehabilitation und Behindertensport der Deutschen Sporthochschule Köln.
Schwartz, F. W. (Hrsg.) (2003): Das Public Health Buch. Gesundheit und Gesundheitswesen. 2. Aufl. München, Jena: Urban & Fischer.
SGB (2007): Sozialgesetzbuch I-XII. 34. Aufl. Beck-Texte. München: dtv.
Stöhrer, M., Mürtz, G., Kramer, G., Schnabel, F., Arnold, E. P. & Wyndaele J. J. (2007): Propiverine Investigator Group. Propiverine compared to oxybutynin in neurogenic M. detrusor overactivity – results of a randomized, double-blind, multicenter clinical study. In: Eur Urol 51(1), S. 235–42.
Stöhrer, M., Blok, B., Castro-Diaz, D., Chartier-Kastler, E., Del Popolo, G., Kramer, G., Pannek, J., Radziszewski, P. & Wyndaele J. J. (2009): EAU guidelines on neurogenic lower urinary tract dysfunction. In: Eur Urol 56(1), S. 81–8.
Tunn, R., Hanzal, E. & Perucchini, D. (2010): Urogynäkologie in Praxis und Klinik. 2. Aufl. Berlin: de Gruyter.
Versprille-Fischer, E. S. (1997): Inkontinenz und Beckenbodendysfunktion. Berlin, Wiesbaden: Ullstein Mosby.
Walter, U. & Schwartz, F. W. (2003): Gesundheitsförderung und Prävention. In: Schwartz, F. W. (Hrsg.): Das Public Health Buch. Gesundheit und Gesundheitswesen. 2. Aufl. München, Jena: Urban & Fischer, S. 181.
Weide, M. van der (2001): Inkontinenz. Pflegediagnosen und Pflegeinterventionen. Bern: Huber.

Internet

http://www.inkontinenz-selbsthilfe.de, Zugriff am 26.10.2010.
http://www.medikamente.onmeda.de/Medikamente, Zugriff am 24.08.2011.
http://www.pharmazeutische-zeitung.de/index.php?id=35 078/Tabelle 3: Häufig verordnete Medikamente mit Einfluss auf die Kontinenz, Zugriff am 28.08.2011.

Glossar

A

Abszess	Umkapselte Eiteransammlung
Analgetikum	Schmerzmittel
Anorektal	Mastdarm und After betreffend, in der Gegend von Mastdarm und After gelegen
Antihistaminika	Medikamente zur Behandlung von Allergien und Magenschleimhautentzündungen
Antiemetika	Medikamente, die Übelkeit und Brechreiz unterdrücken
Asymptomatisch	Ohne Symptome
Aszendierend	Aufsteigend
Atrophieren	Schrumpfen, schwinden
Autonom	Selbstständig

B

Betablocker	Medikament zur Behandlung von Koronarer Herzkrankheit und Bluthochdruck
Blasen-/Detrusorkontraktilität	Fähigkeit der Blasenmuskulatur sich zusammenzuziehen
Blasentenesmen	Blasenkrämpfe

C

Charrière (CH)	Maß für den Außendurchmesser von Kanülen und Kathetern. Im englischen Sprachraum wird die Größe vereinfacht als *French (FR)* bezeichnet. 1 CH entspricht 1/3 mm
Chlamydien	Bakterien

D

Defäkation	Stuhlgang
Deszensus Urogenitale	Senkung der Beckenorgane
Digitalis	Herzglykoside mit herzfrequenzsenkender Wirkung
Diskonnektieren	Voneinander trennen
Diuretika	Medikament zur Ausschwemmung von Wasser aus dem Körper

Divertikel	Aussackung (hier in der Blasenwand)
Dysurie	Erschwerte, schmerzhafte Blasenentleerung

E

EMG	Elektrophysiologische Methode der Diagnostik, bei der die elektrische Muskelaktivität gemessen wird
ESWL	Extrakorporale Stoßwellenlithotrypsie
Exprimat	Ausfluss, Sekret nach Manipulation

F

Fornixruptur	Einriss des Nierenbeckens im Übergangsbereich zum Parenchym durch plötzliche starke Druckerhöhung im Nierenbecken

G

GAG-Schicht	Glykosaminoglykan-Schicht: Glykosaminoglykane haben die Eigenschaft, Wasser zu binden und erhöhen dadurch die Elastizität der Gewebe oder dienen als biologisches Schmiermittel
Gonorrhöe (Gonokokken)	Tripper

H

Hodentorsion	partielle oder totale Drehung des Hodens um den versorgenden Gefäßstiel

I

Iatrogen	Durch ärztliche Einwirkung entstanden
Ikterus	Gelbsucht
Imperativer Harndrang	Nicht zu unterdrückender Harndrang
Infertil	Unfruchtbar
Innervation	Leitung der Reize durch die Nerven zu den Organen und Geweben des Organismus

K

Komorbiditäten	Zusätzliche Erkrankungen im Rahmen einer definierten Erkrankung
Kontraindikation	Gegenanzeige
Kontrazeptiva	Empfängnisverhütendes Mittel

M

Makrohämaturie	Sichtbares Vorhandensein von Blut im Urin
Maligne	Bösartig
M. Detrusor	Blasenkörper

Meatus	Ausgang, Meatus uretrae externus, äußerer Harnröhrenausgang
Meta-Analyse	Eine Zusammenfassung von Untersuchungen mit dem Hintergrund qualitativer Studien
Mycoplasmen	Bakterien

N

Neuroleptika	Nervendämpfungsmittel, was in der Behandlung von Psychosen eingesetzt wird

O

Obsolet	Veraltet, nicht mehr gebräuchlich
Obstruktion	Verstopfung
Opioide	Schmerzmittel, zur Behandlung starker Schmerzen
Ostien	Einmündungen der Harnleiter (Ureter) in die Harnblase

P

Pabd	P ≙ Druck, abd ≙ Abdomen
Palpation	Untersuchung des Körpers durch betasten
Pathophysiologie	Lehre von den Krankheitsvorgängen und Funktionsstörungen (in einem Organ)
Pdet	P ≙ Druck, det ≙ M. detrusor
Pelvis	Becken
Pollakisurie	Häufiges Wasserlassen in kleinen Portionen
Polypharmazie	Mehrfach Medikamentenbehandlung, laut Definition der WHO besteht eine Polypharmazie ab der Einnahme von sechs Medikamenten
Psychopharmaka	Arzneistoff zur Behandlung von psychischen und neurologischen Erkrankungen
Pura	P ≙ Druck, ura ≙ Urethra
Pves	P ≙ Druck, ves ≙ vesikal

R

Rezidivierend	Wiederkehrend, bezeichnet das Wiederauftreten einer Erkrankung nach ihrer völligen Abheilung
Reflux	Rückfluss

S

Semirigides Instrument	Das Instrument kann leicht gebogen werden, geht aber immer wieder in den Ursprungszustand zurück
Spina Bifida	»Offener Rücken« Fehlbildung bei Neugeborenen
Stakkatoartig	Schnell, ohne Rhythmus
Suprapubisch	Oberhalb des Schambeins gelegen

T

Transdermal	Über die Haut
Transureteral	Durch beziehungsweise über den Harnleiter (Ureter)
Trichomonaden	Einzellige Krankheitserreger

U

Ureter	Harnleiter
Urethra	Harnröhre
Urolithiasis	Bezeichnet die Ausbildung beziehungsweise das Vorkommen von Konkrementen (Harnsteinen) in den Harnwegen

Stichwortverzeichnis

A

Anatomie 17
Ängste 77
Anleitung 95, 129
– Ziele 95
Antegrades Ureterogramm 62
Atmung 136
Aufklärung 84
Ausscheidung 25
Ausscheidungsurogramm 61

B

Becken 17
Beckenboden 17
– Grundübungen 134
– Im Alltag 138
– Kräftigung 134
Beckenbodenkonzept 129
Beckenbodenmuskulatur
– Diaphragma Pelvis 20
– Diaphragma Urogenitale 18
Beckenbodentraining 128
– Harnwegsinfektionen 145
– Inhalte 133
– Ziel 130, 138
Beinbeutelversorgung 115
Belastungsinkontinenz 33
– Schweregrade 33
Beobachtung 39
Beratung 88
– Bedarf 89
– Gespräch 89
– Inhalte 90
– Strukturgebende Fragen 90
– Ziel 88
Betreuung 103
– Entlassungsmanagement 104
– Operativ 103
– Urotherapie 104
Biofeedback 148
– Belastungsinkontinenz 151
– Dranginkontinenz 151
– Dyskoordinierte Miktion 151
BladderScan 51

Blase
– Blasenhals 25
– Blasenkörper 24
– Entleerungsstörung 29
– Funktion 28
– Gewöhnungsorgan 22
– Innervation 26
– Lage 23
– Trigonum vesicae 25
Blasendivertikel 50
Blasenkatheter 58
Blasenspülung 115
Blasentraining 31, 147
Botulinumneurotoxin-A 31

C

Computertomografie 63
Copingstrategien 96
Cranberry 45

D

Defäkation, Verhalten 143
Dranginkontinenz 34
– Motorisch 34
– Sensorisch 34
Drangsymptome 30

E

Elektrostimulation 152
EMDA-Therapie 153
EMG-Elektroden 68
Empowerment 96
Epididymitis 46
Ernährung 108
ESWL 55
Extraurethrale Inkontinenz 36

F

Flüssigkeitszufuhr 108

163

Fremdkatheterismus 114

G

GAG-Defekt 31
GAG-Schicht 30
Gesellschaft 36
Gespräch 87–88
Gleitmittel 67

H

Handlungsfeld, Pflege 79, 132
Handlungskompetenzen 96
Harn
– Veränderungen 39
– Verfärbungen 39
Harnausscheidungsstörungen 28
Harninkontinenz 32
– Belastungsinkontinenz 33
– Definition 33
– Dranginkontinenz 34
– Extraurethral 36
– Inzidenz 32
– Mischinkontinenz 35
– Prävalenzdaten 32
– Reflexinkontinenz 36
– Studien 32
– Überlaufinkontinenz 35
Harnmenge 39
Harnröhrenabstrich 49
Harnröhrenverletzungen 58
Harnröhrenverschlussmuskel 25
Harnstauung 48
Harnsteinerkrankung 52
Harnverhalt 50
Harnwegobstruktion 50
Hilfsmittel
– Ableitend 113
– Aufsaugend 110
– Finanzierung 109
– Sonstige 116
Hodentorsion 57

I

Infektionen 40
Informationen 84
Informationsangebote 85
Informationsbeschaffung 86
Inkontinenz, Psychosoziale Probleme 37
Inkontinenztampons 116
Interaktion 88

Intimhygiene 115
Intimsphäre 87

K

Katheterismus 114
– Einmalkatheterismus 51
Kleidung 109
Koliken 52
Konkrementbildung 54
Kontinenzberatung 90
Körpergewicht 109
Körperhaltung 136
Körperwahrnehmung 133

L

Lernbedarf 96
Lernbedürfnisse 96
Lernziele 96
Lifestyle Faktoren 107

M

M. detrusor 24
Maßnahmen, Verhaltensändernde 107
Medikamente 117
– Alpha-Adrenorezeptor-Agonisten 125
– Antibiotika 126
– Anticholinergika 31, 117
– Capsaicin, Resiniferatoxin RTX 127
– Duloxetin 124
– GAG-Ersatztherapie 31
– Hormonersatztherapie 124
– Inkontinenzfördernd 127
– Spasmolytika 122
– Vasopressin Analoga 123
Messkatheter 68
Miktionsprotokoll 107
Miktionsverhalten 142
Miktionszyklus 26
Miktionszystourethrogramm 63
Mischinkontinenz 35
Mittelstrahlurin 45
MRT 64

N

Nativaufnahme 61
Niederdrucksystem 29

NIH-CPSI Fragebogen 43

P

Patientenedukation 79
Penisklemme 74, 116
Perkutane Nephrolitholapaxie 56
Pessartherapie 116
pH-Wert im Urin 55
Pouchogramm 63
Prävention
– Ansätze 132
– Primärprävention 131
– Sekundärprävention 131
– Tertiärprävention 132
Prostatitis 40
Psychosymptomatische Aspekte 77
Pyelonephritis 48

R

Reflexinkontinenz 36
Rehabilitative Maßnahmen 144
Rehfisch, Eugen 65
Rektale Tastung 41
Restharn 51
Retrogrades Ureteropyelogramm 62
Retrogrades Urethrogramm 63
Richtiges Timing 87
Ruhe- und Stress-Profil 71

S

Schulung 95
– Inhalte 95
– Interdisziplinär 97
– Methodik 98
– Ziele 95
Sekretfluss 49
Selbsthilfegruppen 85
Selbstkatheterismus, Intermittierend 114
Sexualität 37
Somatisches Nervensystem 26
Sonografie 60
Steinrezidiv 56
Stigmatisierung 90

T

Tabu 36, 89
Toilettensitzerhöhung 116

Toilettenstuhl 116
Toilettentraining 147

U

Überaktive Blase, Overactive Bladder 30
Überlaufinkontinenz 35
Umgebungsfaktoren 109
Unfälle Urogenitalsystem 57
Ureterorenoskopie 56, 74
Urethritis 49
Urinalkondom 113
Urinansäuerung 45
Urinflasche 116
Urinierhilfen für Frauen 116
Urinuntersuchung 44
Urodynamik 64, 67
– Besonderheiten 72
– Drei Phasen 70
– Füllgeschwindigkeit, Formel 69
Uroflowmetrie 75
Uroflowmetrie mit EMG 77
Urolithiasis 52
Urotherapie 80
– Berufsbild 81
– Multidisziplinäres Team 83
– Professionalisierung 82

V

Vegetatives Nervensystem 26
Ventilversorgung 115
Verhaltensändernde Maßnahmen 85
Videourodynamik 70
Vier-Gläser-Probe 42
Vorlagentest 34

W

WC-Verhaltensregeln 142

Z

Zugehörige 15
Zugehörigenedukation 79
Zystitis 44
Zystogramm 62
Zystomanometrie 64, 71
Zystoskopie 73
Zystouroflowmetrie 70

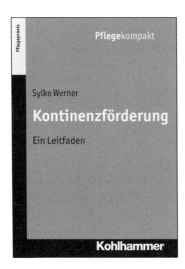

Sylke Werner

Kontinenzförderung

Ein Leitfaden

2012. 186 Seiten, 17 Abb., 17 Tab.
Kart. € 17,90
ISBN 978-3-17-022064-5

Pflegekompakt

Inkontinenz ist ein sehr privates Thema und zählt noch immer zu den Tabuthemen unserer Gesellschaft. Betroffene schämen sich, darüber zu sprechen, und der Weg zum Arzt ist ihnen peinlich. Angehörige und Pflegende sind häufig im Umgang mit inkontinenten Menschen unsicher oder sogar überfordert.
Es besteht nach wie vor Informationsbedarf über Inkontinenz, vor allem über Maßnahmen zur Kontinenzförderung. Dieser Praxisleitfaden stellt wesentliche Aspekte zur Harn- und Stuhlinkontinenz in verschiedenen Altersgruppen vor, zeigt allgemeine und spezielle Maßnahmen zur Kontinenzförderung auf und trägt zu mehr Offenheit und Gesprächsbereitschaft über Inkontinenz bei.

Sylke Werner, B.Sc. Gesundheits- und Pflegemanagement und examinierte Altenpflegerin, arbeitet als freiberufliche Dozentin im Bereich Aus-, Fort- und Weiterbildung in der Pflege in Berlin.

▶ www.kohlhammer.de

W. Kohlhammer GmbH · 70549 Stuttgart
Tel. 0711/7863 - 7280 · Fax 0711/7863 - 8430 · vertrieb@kohlhammer.de

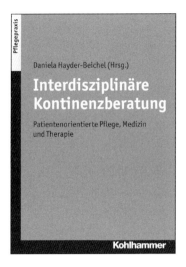

Daniela Hayder-Beichel (Hrsg.)

Interdisziplinäre Kontinenzberatung

Patientenorientierte Pflege, Medizin und Therapie

2012. 184 Seiten. Kart. € 29,90
ISBN 978-3-17-021873-4

Die Ursachen und Auswirkungen einer Harn- und/oder Stuhlinkontinenz können vielfältig sein und haben häufig negative Effekte auf die Lebensqualität der Betroffenen und ihrer Angehörigen. Erfahrungen der Praxis zeigen, dass die Art und Weise, wie professionelle Helfer mit dem Problem umgehen, das Selbstbild der Betroffenen maßgeblich beeinflussen kann. Die interdisziplinäre Kontinenzberatung, bei der Pflegende, Mediziner und Therapeuten gemeinsam mit dem Patienten nach Lösungen im Umgang mit der Erkrankung suchen, findet sich im deutschsprachigen Raum bisher sehr selten. Dennoch ist sie lohnenswert. Durch eine gelungene Beratung, die sich am Alltag der Betroffenen orientiert, ist es möglich die Inkontinenz zu senken, die Lebensqualität zu erhöhen und Kosten für das Gesundheitssystem zu verringern. Aus diesem Grund muss die Entwicklung der Kontinenzberatung weiter diskutiert und vorangetrieben werden, wozu dieses Buch seinen Beitrag leistet. Ausgehend von der Betroffenenperspektive werden allgemeine Aspekte von Beratung vorgestellt sowie gezielte pflegerische, medizinische und therapeutische Optionen, z. B. bei besonderen Erkrankungen, thematisiert und Einblicke in Modellprojekte gewährt.

Dr. Daniela Hayder-Beichel, Krankenschwester und Pflegewissenschaftlerin, forscht und lehrt im Bereich der Versorgungsforschung mit dem Schwerpunkt Inkontinenz.

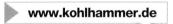

W. Kohlhammer GmbH · 70549 Stuttgart
Tel. 0711/7863 - 7280 · Fax 0711/7863 - 8430 · vertrieb@kohlhammer.de

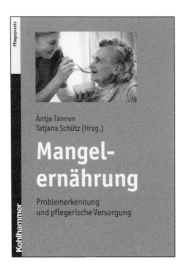

Antje Tannen/Tatjana Schütz (Hrsg.)

Mangelernährung

Problemerkennung und pflegerische Versorgung

2011. 232 Seiten. Kart. € 24,90
ISBN 978-3-17-020910-7

Das rechtzeitige Erkennen von Ernährungsdefiziten und die Sicherstellung einer adäquaten Nahrungszufuhr gehören in die Verantwortung von Pflegenden. In diesem Buch wird aktuelles, evidenzbasiertes Wissen zur Erkennung und Behandlung von Mangelernährung dargestellt. Gefährdete Patientengruppen wie Kinder, Senioren und Patienten mit onkologischen Erkrankungen oder Demenz werden dabei besonders berücksichtigt. Die Folgen einer Mangelernährung werden aufgezeigt und dabei speziell auf chronische Wunden und Frailty eingegangen. Besonderes Augenmerk wird auf die pflegerischen Maßnahmen zur Förderung der oralen Ernährung und die Umsetzung des Expertenstandards im interdisziplinären Team gelegt. Ethische Fragen zum Umgang mit Nahrungsverweigerung runden das Buch ab.

Mit einem Vorwort von Frau Prof. Sabine Bartholomeyczik, Universität Witten/Herdecke.

Dr. rer. cur. Antje Tannen, Dipl.-Pflegepäd., Mitglied der Expertengruppe (DNQP) zur Entwicklung des Expertenstandards „Ernährungsmanagement zur Sicherstellung und Förderung der oralen Ernährung in der Pflege". **Dr. rer. nat. Tatjana Schütz**, Dipl.-Ernährungswissenschaftlerin, Mitarbeit bei den Leitlinien zur enteralen und parenteralen Ernährung der Deutschen Gesellschaft für Ernährungsmedizin e.V. (DGEM).

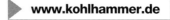

▶ www.kohlhammer.de

W. Kohlhammer GmbH · 70549 Stuttgart
Tel. 0711/7863 - 7280 · Fax 0711/7863 - 8430 · vertrieb@kohlhammer.de